suhrkamp taschenbuch 3818

W0178982

Die Medizin im 21. Jahrhundert ist weitgehend geprägt von Klagen. Während uns die Medizintechnologie und immer neue alternative Methoden Heilsversprechen machen, fühlen Patienten sich unverstanden, und Ärzte sehen sich von Zwängen umstellt. Doch wie werden wir wirklich gesünder? Bernd Hontschik, praktizierender Arzt, nimmt sich die Freiheit, über seine tägliche Arbeit – und über sie hinaus – nachzudenken, und plädiert für ein Umdenken in der Medizin. In seinem »Versuch über die Kunst des Heilens« geht es um die Irrwege der hochgerüsteten Medizin und die Wichtigkeit ärztlicher Kreativität. Warum heilen Wunden entgegen aller Logik nicht zu? Warum wirken Medikamente manchmal und manchmal nicht? Seine Antwort: Der Mensch ist weit mehr als eine ›triviale Maschine‹, und die Kunst des Heilens besteht darin, ihn auch so zu behandeln: als Einheit von Körper und Seele.

Bernd Hontschik, geboren 1952, ist Chirurg. Er hat zahlreiche Artikel in Büchern und Zeitschriften veröffentlicht.

Bernd Hontschik
Körper, Seele, Mensch

Versuch über
die Kunst des Heilens

Suhrkamp

medizinHuman
Herausgegeben von Dr. Bernd Hontschik
Band 1

suhrkamp taschenbuch 3818
Originalausgabe
Erste Auflage 2006
© Suhrkamp Verlag Frankfurt am Main 2006
Suhrkamp Taschenbuch Verlag
Druck: Druckhaus Nomos, Sinzheim
Printed in Germany
Umschlag: Göllner, Michels, Zegarzewski
ISBN 978-3-518-45818-1

5 6 7 8 9 10 – 17 16 15 14 13 12

Inhalt

Anhang

1. Praxisalltag:
Patienten, Operationen, Bürokratie

Eine Frau kommt in meine Praxis, an Krücken humpelnd. Ihr rechter Fuß ist bandagiert, sie kann kaum auftreten. Man sieht, daß sie Schmerzen hat. Während der Untersuchung ihres dick geschwollenen rechten Sprunggelenks erzählt sie, wie sie bei der Arbeit auf einer Treppe ausgerutscht und mit dem Fuß umgeknickt sei. Sie könne das nicht verstehen: Sie sei schon tausend Mal über diese Treppe gelaufen, nie sei etwas passiert. Beim Röntgen zeigt sich, daß die Knochen unverletzt sind, aber ein Band am Sprunggelenk ist wahrscheinlich angerissen. Schwellung und Schmerzen sind so stark, daß eine Gipsschiene angelegt werden muß, ein Unterschenkelliegegips. So ein Fall kommt mehrmals täglich in meiner Praxis vor – ganz normale Chirurgie, ein häufiges Verletzungsmuster, eigentlich nichts Besonderes.

Die Krankenschwester bereitet alles für den Gipsverband vor. Da die Patientin eine Zeitlang an Krücken gehen wird, werde ich ihr Spritzen gegen die Gefahr der Thrombose, einer Venenverstopfung am Bein, verordnen müssen. Kann ich das überhaupt, habe ich mein Arzneimittelbudget nicht längst überschritten? Vielleicht haben wir ja noch Ärztemuster im Kühlschrank.

Als Chirurg verbringt man mit seinen Patienten manchmal erstaunlich viel Zeit, so zum Beispiel beim Verbandswechsel, beim Gipsen, beim Operieren. Dabei kann man auch ins Gespräch kommen. Ich frage die Patientin nach ihrem Arbeitsplatz, denn ohne Krankmeldung wird es nicht gehen. Die Patientin ist jedoch ganz mit sich selbst beschäftigt, sie schüttelt ununterbrochen den Kopf, wie konnte ihr das nur passieren, es ging alles so schnell. Währenddessen höre ich von der Anmeldung her einen unguten Wortwechsel. Es ist schon der dritte Patient heute, der sich lautstark über die 10 Euro Praxisgebühr ärgert, die er doch gestern schon beim Ärztlichen Notdienst bezahlt habe.

Wir beginnen mit dem Verband. Zuerst zieht die Schwester über den Unterschenkel einen Stoffstrumpf. Die Patientin erzählt dabei von dem Museum, in dem sie arbeite und in dem zur Zeit sehr viel los sei, eine neue Ausstellung werde vorbereitet. – Jetzt werden der Unterschenkel, das Sprunggelenk und der Fuß mit einer dünnen Lage Watte gepolstert. – Sie liebe ihre Arbeit, ihr Chef sei sehr nett, als seine Sekretärin habe sie schon sehr viel gelernt über Menschen, über Künstler, über Kulturgeschichte. – Nun wickeln wir eine Lage Kreppapier auf. Immer wieder zuckt die Patientin vor Schmerzen zusammen, wenn ich das Bein nicht vorsichtig genug halte oder bewege. – Manchmal würde sie gern noch einmal ein Studium anfangen, am liebsten Kunstgeschichte. – Und jetzt kommt der Gips.

Unterdessen habe ich mit der einen Hand drei Rezepte, zwei Krankmeldungen und eine Verordnung für Krankengymnastik unterschrieben, mit der anderen Hand halte ich weiter das Bein, die weiche, nasse Gipsschiene wird mit einer Mullbinde angewickelt. Von der Anmeldung her ruft man mir zu, man habe eine Krankenhausambulanz am Telefon, von dort wolle man noch einen Patienten mit einem Abszeß schicken, ob das zu machen sei? Ich überdenke kurz unseren heutigen OP-Plan und rufe quer durch drei Zimmer zurück: »Kann kommen!«

Fast wäre mir in dem Trubel entgangen, daß die Patientin plötzlich schweigt. Ich schaue auf. Sie ist ganz in sich gekehrt, sagt auf einmal: »Natürlich! Das konnte ja nicht gutgehen!« und schüttelt den Kopf.

Der Gips wird jetzt ganz warm, fast heiß, er bindet ab, wie man sagt. Aus dem OP läßt mir mein Kollege ausrichten, ich solle so bald wie möglich kommen, er brauche Assistenz. Aber noch kann ich hier nicht weg, der Gips ist noch nicht fertig. Er wird erst langsam hart. Und meiner Patientin ist unterdessen etwas klargeworden. Ihr Chef hatte überraschend eine Abteilungssitzung angesetzt, weil sich Probleme mit einem Sponsor für die kommende Ausstellung ergeben hatten. Natürlich wollte sie ihrem Chef alles recht machen und bereitete die Unterlagen perfekt vor. Und dann war die Sitzung vorbei, und ihr fiel mit Entsetzen ein, daß ihre Kinder schon seit einer Stunde bei der Tagesmutter darauf warteten, abgeholt zu werden. Sie hastete über die Treppe, sie verpaßte eine Stufe, und es war geschehen.

Mittlerweile ist der Gips endlich hart genug, ich kann das Bein der Patientin loslassen. Ihre Anspannung ist wie weggeblasen. Sie ist jetzt ruhig, fast froh. Die Erklärung für den Fehltritt hat ihr ihre Sicherheit wiedergegeben.

Gleich nach dem Gipsen gehe ich in den OP, Haube und Mundschutz, Händewaschen, Kittel, Handschuhe, kleine Haken einsetzen: Eine vermeintlich kleine Talgdrüse hinter dem Ohr hat sich als immer größer werdender, verwinkelter und stark blutender Lymphknoten herausgestellt. Deswegen hat der Patient inzwischen eine Vollnarkose erhalten. Zu zweit geht uns die Operation rasch und sicher von der Hand. Mein Kollege schimpft dabei leise nicht nur über die versteckten Blutgefäße, sondern auch über die Versicherung des Patienten, die AOK; es ist schon Juni, der dritte Monat im Quartal, unser Budget für AOK-Patienten ist seit Ende Mai erschöpft, die ganze schwierige Operation führen wir, zwei Fachärzte für Chirurgie, wahrscheinlich für null Euro durch. Wenn der angekündigte ›Abszeß‹ aus der Krankenhausambulanz ebenfalls ein AOK-Patient ist, werden wir heute rote Zahlen geschrieben haben.

Bei unserem Patienten mit dem Lymphknoten hinter dem Ohr wird sich später zeigen, daß ein Hodgkin-Lymphom dahintersteckt, eine gefürchtete bösartige Erkrankung, die aber oft mit Erfolg behandelbar, sogar heilbar ist. Ich werde ihn zu Onkologen, den auf die Behandlung von Krebserkrankungen spezialisierten Kollegen, schicken müssen. Als der Patient nach Wochen wieder in meine Sprechstunde kommt, erzählt er mir, daß keiner dieser Ärzte wirklich mit ihm gesprochen habe: »Wir müssen eine Chemo machen« – das war schon fast die ganze Kommunikation zwischen Arzt und Patient. Überstanden hat er es trotzdem, aber nicht nur sein Körper ist schwer verletzt und wird lange brauchen, bis er sich erholt hat.

Der Arbeitstag ist bereits fortgeschritten, nun ist der Schreibtisch mit all den Formularen an der Reihe. Der Medizinische Dienst der Krankenkassen verlangt Auskunft über Auskunft, eine Rechtfertigung für diese Verordnung und eine Begründung für jene Operation. Vor jeder Verordnung von Krankengymnastik muß ich neuerdings ein Buch wälzen, um den sechsstelligen Code für die Begründung zu finden. Die Diagnosen und inzwischen auch die Art der Operationen müssen verschlüsselt werden. Die Kontrollpapiere der Kassenärztlichen Vereinigung kann man gar nicht alle aufzählen. Zulassungen müssen erneuert werden. Das Gesundheitsamt meldet sich für eine Hygienekontrolle an. Hausärzte wollen einen Arztbrief von mir. Die Abrechnungsziffern der heutigen Arbeit müssen in den Computer eingegeben werden. Die Gebührenordnungen sind in drei dicken Büchern enthalten, eines für die Krankenkassen, eines für Privatversicherte, eines für Arbeitsunfälle. Für die Operationscodes reicht ein Buch allein nicht aus – es sind gleich zwei. Die Fortbildung, die ich vor kurzem besucht habe, muß mit Punkten auf einem Barcode-Chip registriert werden. Und wieder liegt ein Stapel Anfragen vom Versorgungsamt vor.

Das hatte ich mir so nicht vorgestellt, als ich Arzt werden wollte. Immerhin hatte ich mich für ein Studium der Medizin, nicht der Verwaltung oder Betriebswirtschaft entschieden. Zu allem Überfluß und zu meinem Überdruß erhielt ich außerdem vor kurzem einen Brief von meiner Kassenärztlichen Vereinigung: Man habe durch externe Gutachter festgestellt, daß alle Abrechnungen und Vergütungen der letzten eineinhalb Jahre wahrscheinlich falsch seien und deswegen neu erstellt werden müßten. Das Ganze dauere sicher bis Anfang des nächsten Jahres. Zwei Jahre lang werden nun die betriebswirtschaftlichen Zahlen meiner Praxis auf tönernen Füßen stehen. Das dreizehnte Monatsgehalt muß gestrichen werden, an Neueinstellungen oder Investitionen ist nicht zu denken.

Jeden Tag kommen etwa 60 bis 100 Patienten in meine Praxis. Manche bleiben nur ganz kurz, erhalten innerhalb von wenigen Minuten einen neuen Verband. Andere sind zum ersten Mal da, hatten einen Unfall, oder es schmerzt ein Abszeß. Wieder andere haben eine lange Krankengeschichte, und nicht selten ist eine Stunde Gesprächszeit nötig; der Arzt muß zuhören, fehlende Befunde besorgen, sich ein Bild machen. So wie im Fall der Patientin mit dem umgeknickten Sprunggelenk hat jeder Unfall, jede Krankheit eine eigene, unverwechselbare Geschichte.

Die Arbeit ist abwechslungsreich, sie macht mir Freude. Aber sie wird immer schwieriger. Die Medizin, die Heilkunst, die ich gelernt habe, hilft mir, einen Beruf auszuüben, den ich liebe. Aber die Gesellschaft mit ihrem Gesundheitswesen, in dem ich mich mit meiner Arbeit bewegen muß, macht es mir mit jedem Tag schwerer, meinen Beruf so auszuüben, wie es für meine Patienten am besten wäre. Eine derartige Entwicklung, der man sich zunächst ohnmächtig ausgeliefert fühlt, macht manchmal wütend, manchmal deprimiert, schließlich auch sprachlos. Aus diesem Unbehagen heraus habe ich im vorliegenden Buch meine Geschichte, meine Erfahrungen und meine Utopien im Zusammenhang mit der Medizin aufgeschrieben. Es soll kein neuer Ratgeber für Patienten und Angehörige sein, es sollen nicht noch mehr Fachwissen und »Wie funktioniert das?«-Erklärungen unter die Leute gebracht, nicht eine weitere, noch alternativere Methode vorgestellt werden; nicht noch ein Buch über Kunstfehler, erfundene Krankheiten oder die Medizinmafia, nicht noch ein Arztroman mit dem Sentiment des Schicksalsschlags Krankheit soll das werden.

Es geht mir vielmehr um das Unbehagen, das zur Zeit immer stärker anwächst, beim Arzt und beim Patienten. In deren Beziehung tritt eine zunehmende Sprachlosigkeit zutage; eine Untersuchung über die ärztliche Arbeit hat gezeigt, daß Hausärzte während der Sprechstunde im Durchschnitt schon nach wenigen Sekunden die Erzählung ihrer Patienten unterbrechen, um auf den Punkt zu kommen. Aber was ist der Punkt? Haben Ärzte keine Zeit mehr? Oder wollen sie nicht sprechen, weil das nicht bezahlt wird? Oder wissen sie schon nach Sekunden besser als ihre Patienten, worum es geht?

Eine Medizin ohne Utopie und Ideale verkommt zu einem technischen, zu einem technisierten Reparaturbetrieb. Die Medizin muß sich an einer Theorie, an einer Leitidee orientieren, sonst ist es sinnlos, sie gegen Zerstörungstendenzen zu verteidigen. Was ist eigentlich die Ursache dieser Zerstörungstendenzen?

2. Globalisierung, Industrialisierung, Entsolidarisierung: Die Zerstörung der Solidarsysteme

Von einem ›banalen‹ Unterschenkelliegegips in einer chirurgischen Praxis bis zu immer neuen ›Gesundheitsreformen‹ oder gar einem ›Gesundheitsgipfel‹ im Bundeskanzleramt spannt sich ein wirklich großer Bogen, dessen Verlauf nicht leicht zu erkennen ist. Sogenannte Interessengruppen, Lobbyisten, Politiker und Funktionäre tun das Ihre, um die Zusammenhänge schwer durchschaubar zu machen, auch wenn man sie bei der täglichen Arbeit ständig spürt. Das Gesundheitswesen scheint sich aufzulösen. ›Gesundheit‹ ist angeblich nicht mehr bezahlbar. Die nicht mehr funktionierende Alterspyramide, die hohe Arbeitslosigkeit, die Zunahme von Erkrankungen und deren Behandlungskosten, die Kostenexplosion, die Privatisierung von Krankenhäusern, sogar von Universitätskliniken – immer neue Schlagwörter tauchen auf, immer neue Reformvorschläge machen den Betroffenen mehr Angst als Hoffnung.

Für welche Werte steht die Medizin in den westlichen Gesellschaften heute? Die Humanmedizin am Anfang des 21. Jahrhunderts und mit ihr unser Gesundheitswesen scheinen sich auf rasanter Fahrt zu befinden. Doch wohin geht die Fahrt?

Die Medizin kann sich auf eine jahrtausendelange Geschichte berufen. Aber ihre konkrete Ausübung im Alltag von Arzt und Patient spielt sich immer innerhalb bestimmter gesellschaftlicher Vorgaben ab. Ob es sich nun um die Medizin bei Naturvölkern, im alten Ägypten oder in China, im Europa des Mittelalters oder des 19. Jahrhunderts oder um die moderne Medizin von heute handelt, die Unterschiede erklären sich nicht nur aus den großen wissenschaftlichen Fortschritten, sondern auch aus dem jeweiligen gesellschaftlichen Rahmen. Die Rahmenbedingungen für die Ausübung der ärztlichen Tätigkeit in unserer heutigen Gesellschaft kann man mit drei Stichpunkten zusammenfassen: Globalisierung, Industrialisierung und Entsolidarisierung.

Die globalen Veränderungen, die inzwischen kein noch so abgelegenes Dorf auf dieser Welt mehr unberührt lassen, betreffen in besonderer Weise die nationalen Sozialsysteme der Industrieländer Europas, also auch Deutschlands. Die Auswirkungen der Globalisierung kommen denjenigen entgegen, die die sozialen Sicherungssysteme endlich abbauen oder ganz zerstören wollen. Diese seien in der globalen Konkurrenzsituation nicht mehr finanzierbar; den weltweiten ökonomischen Zwängen könne unsere nationale Ökonomie nur standhalten, wenn die hohen Löhne und Lohnnebenkosten sich immer weiter in Richtung des Niveaus der sogenannten Niedriglohnländer bewegten. Neben diesen wirtschaftlichen Veränderungen wird aber außerdem – zum Teil offen und dreist, zum Teil verschämt und heimlich – ein Kurswechsel auf ganz anderem Gebiet vorgenommen. Denn das Gesundheitswesen ist im Zuge dieser Entwicklungen nun nicht mehr ein Bereich der Gesellschaft, in den diese zum Wohl der Allgemeinheit einen Teil ihres erwirtschafteten Reichtums investiert, sondern es wird zunehmend in das Gegenteil verkehrt, nämlich zu einer Quelle neuen wirtschaftlichen Reichtums umfunktioniert. Und diejenigen Bereiche der Medizin, in denen das nicht möglich ist, sind zum Untergang verurteilt.

Die Veränderungen betreffen die gesellschaftliche Position der Humanmedizin ebenso wie ihre Ziele, ihre Methoden, ihre Ethik, ihre Wurzeln in der Geschichte und ihr Menschenbild. Sie sind also paradigmatischer Art, es handelt sich sozusagen um Veränderungen der medizinischen Leitidee. Man versucht, ein gutes, ein gut funktionierendes Gesundheitswesen zu zerstören, anstatt lediglich die – allerdings teilweise erheblichen – Fehlentwicklungen und Mißstände zu beseitigen. Das Ziel ist die ungehinderte Etablierung von Markt, Konkurrenz- und Profitdenken.

Aber wo bleibt da die Medizin? Ist die Humanmedizin eine soziale Wissenschaft, eine heilende und helfende Kraft, deren Realisierung sich zwar mit Hilfe aller modernen Kenntnisse, Techniken und Methoden, aber immer zwischen Menschen abspielt? Oder ist sie ein neu entdeckter Investitionsbereich? Brauchen wir eine maschinen-, computer- und profitangepaßte, codierbare Heilungsindustrie? Ein solcherart ›industrialisiertes‹ Gesundheitswesen muß den Menschen als Individuum ignorieren, sowohl den Menschen ›Patient‹ als auch den Menschen ›Arzt‹, und ihn zu einer statistischen Größe zurechtstutzen. Dabei geht es nur noch um Marktwirtschaft oder anders gesagt: Industrialisierung. Im Gesundheitswesen müssen heute schwarze Zahlen geschrieben werden; folgerichtig hat eine Privatisierungswelle eingesetzt, die inzwischen sogar Universitätskliniken erfaßt. Gesundheitszentren werden gefördert, es entstehen ›Gesundheitskonzerne‹. Für diese neuen Strukturen sind Betriebswirtschaftler und Ökonomen gefragt, nicht aber Ärzte. Bezeichnend ist, daß in keiner der vielen Kommissionen der Gesundheitsreformen auch nur ein einziger praktizierender Arzt sitzt.

Neben der Globalisierung und der Industrialisierung des Gesundheitswesens ist in unserem Zusammenhang der dritte wichtige Begriff das solidarische Sozialsystem. Denn das individuelle Risiko einer Erkrankung wird nicht mehr von allen gemeinsam getragen. Der stetige und schleichende Abbau dieses Sozialsystems hat vor über 20 Jahren mit der Einführung einer Rezeptgebühr von 50 Pfennig begonnen. Die Summe war winzig, aber der Damm war gebrochen. Heute berichten mir meine chronisch kranken Patienten, daß die finanzielle Belastung durch Zuzahlungen zu Medikamenten, physikalischer Therapie und Krankenhausaufenthalten, durch Eigenanteile und Gebühren leicht bei über 1 000 Euro im Jahr liegen könne, zusätzlich zu dem immer weiter steigenden Krankenkassenbeitrag. Das ökonomische Risiko einer Erkrankung wird auf diese Weise mehr und mehr von der Solidargemeinschaft auf den Betroffenen zurückverlagert; jeden Tag werden neue Vorschläge unterbreitet, die in diese Richtung zielen. Schritt für Schritt entsteht so ein Versicherungssystem, das den Gesunden schont und den Kranken immer stärker belastet, das also ganz und gar von der Entsolidarisierung bestimmt ist. Die konkreten Folgen eines solchen Vorgehens lassen sich in den USA gut beobachten. Ein Beispiel: Im *Human Development Report 2005* der Vereinten Nationen wird das reichste Land der Welt, die USA, mehr als einmal in einem Atemzug mit Entwicklungsländern erwähnt. Die Säuglingssterblichkeit in den USA ist auf demselben Niveau wie in Malaysia. In den Stadtregionen des indischen Bundesstaats Kerala ist sie niedriger als unter schwarzen US-Amerikanern in

Washington. Ein Kind, dessen Eltern zu den fünf Prozent der reichsten Amerikaner gehören, hat eine um 25 Prozent höhere Lebenserwartung als ein Kind, dessen Eltern zu den fünf Prozent der ärmsten Bürger gehören (vgl. Pieper 2005).

Die Begründung für diese schleichende Entsolidarisierungspolitik ist verlogen. Sie besagt, daß es eine Kostenexplosion im Gesundheitswesen gebe, verursacht durch die immer höheren Kosten moderner Arzneimittel, moderner Behandlungstechniken einerseits und das fehlende ›marktwirtschaftliche‹ Denken der Beteiligten andererseits. In Wahrheit sind die Kosten unseres Gesundheitswesens, betrachtet man ihren Anteil am Bruttosozialprodukt, in den vergangenen Jahrzehnten unverändert geblieben – trotz des medizinischen Fortschritts, trotz der steigenden Zahl älterer Patienten, trotz des zweifellos möglichen Mißbrauchs unseres sozialen Netzes (vgl. Braun u. a. 1999). Unbestritten ist allerdings, daß es statt dessen einen Einbruch (manche sprechen auch von einem Zusammenbruch) bei den Einnahmen der Sozialversicherungen gibt, verursacht durch die anhaltende Arbeitslosigkeit von Millionen von Menschen, deren Beiträge in den Kassen der Versicherungen fehlen. Die genannte Begründung für die ›Gesundheitsreform‹ steht dennoch weiterhin im Raum, und bisher hat ›Reform‹ bedeutet, Ausgaben zu senken, indem Leistungen der Krankenkassen gestrichen oder die Kranken selbst finanziell stärker belastet wurden, wie auch immer das verschleiert wurde. Eine solche ›Gesundheitsreform‹ reformiert aber natürlich nicht die Gesundheit, sondern die ökonomischen Folgen von Krankheit, indem sie diese wieder zu einem individuell zu tragenden Risiko macht.

Wenn es um unser Gesundheitswesen und die dabei nötigen Reformen geht, sollte man drei Ebenen der Auseinandersetzung sorgfältig unterscheiden, nämlich erstens die gesamtgesellschaftliche Auseinandersetzung, zweitens den Verteilungskampf innerhalb des Gesundheitswesens und drittens den Kampf um das Paradigma, um die Leitidee, das Menschenbild der Humanmedizin.

Die erste Ebene der Auseinandersetzung betrifft die ganze Gesellschaft. Jede Gesellschaft muß sich entscheiden, welchen Teil ihres Reichtums sie für die Gesundheit ihrer Mitglieder ausgeben will. Die daraus resultierende Summe, die vom tatsächlichen finanziellen Vermögen der Gemeinschaft und von den ihr innewohnenden Kräfteverhältnissen abhängig ist, steht für die Gesundheit zur Verfügung und ist damit die ökonomische Basis des Gesundheitswesens. Daß diese grundsätzliche Entscheidung in jeder Gesellschaft anders gefällt wird, erkennt man wiederum bei einem Blick auf die Verhältnisse in den USA: Die Zahl der Menschen ohne Krankenversicherungsschutz steigt dort immer mehr an. Im Jahr 2003 gab es 43,6 Millionen Nichtversicherte, damit waren 15,2 Prozent der US-amerikanischen Bevölkerung nicht versichert; das ist die höchste Zahl seit Beginn der Datenaufzeichnung 1987. Mehr als jedes zehnte Kind muß heute in den Vereinigten Staaten auf ausreichenden Krankenversicherungsschutz verzichten, in der Gruppe der Einwanderer aus Südamerika ist jeder Dritte ohne Absicherung (vgl. Meyer 2004). In einem Land wie Deutschland gibt es demgegenüber, betrachtet man die Konzeption des sozialen Netzes, zumindest in der Theorie nicht einen einzigen Menschen ohne Krankenversicherungsschutz. Die grundsätzliche Entscheidung einer Gesellschaft, was ihr die Gesundheit ihrer Mitglieder wert ist, bildet also die erste Voraussetzung für eine sinnvolle Debatte um das Gesundheitswesen und wirkt sich auf jedes einzelne Mitglied dieser Gesellschaft direkt aus, entscheidet, ohne Übertreibung, über Leben und Sterben.

Die zweite Ebene der Auseinandersetzung betrifft das Gesundheitswesen selbst. Die vorhandene Summe muß sinnvoll eingesetzt und aufgeteilt werden. Sie muß zwischen der Pharmaindustrie und der Geräteindustrie, zwischen den öffentlichen und den privaten Krankenkassen, zwischen Krankenhäusern und den niedergelassenen Ärzten, zwischen Hausärzten und Fachärzten, zwischen Forschung und Lehre aufgeteilt werden. Das Ergebnis dieses Verteilungskampfs hängt davon ab, was die Gesellschaft eigentlich unter Gesundheit versteht. Ein Beispiel: In Hessen ist in den letzten Jahren der Anteil der Gesundheitsausgaben für die ambulante ärztliche Behandlung von über 30 auf weniger als 15 Prozent zurückgegangen. Andere Bereiche sind dafür um so mehr angewachsen, zum Beispiel die Ausgaben für Medikamente. Dies hat unter anderem seinen Grund im Fehlen einer Aufstellung der sinnvollen und preiswerten Arzneimittel, einer sogenannten Positivliste. Daß diese Liste nicht vorliegt, ist das Ergebnis einer gesellschaftlichen, einer politischen Entscheidung, denn tatsächlich existiert sie längst, wird aber nicht zugänglich gemacht, sondern verstaubt weiter in den Ministerial-Schubladen; der Schutz der Pharmaindustrie hat Vorrang.

Auf der dritten Ebene der Auseinandersetzung um das Gesundheitswesen geht es um die Medizin selbst, und mit dieser Ebene befaßt sich das vorliegende Buch in erster Linie. Was ist die Medizin? Hat sie eine Theorie? Hat sie eine Philosophie? Wie ist ihre Ethik? Muß man sich über das eigene Menschenbild bzw. das Menschenbild des eigenen Berufsstands im klaren sein, wenn man Menschen, kranke Menschen, behandeln will? Sosehr sich die Antwort auf diese Fragen auf den historischen Stand einer gegenwärtigen gesellschaftlichen Auseinandersetzung beziehen muß, so sehr sollte die Humanmedizin als Lehre von der menschlichen Heilkunde auch eine Basis haben, die sich auf ihre vieltausendjährige Geschichte, also auf etwas Übergesellschaftliches, bezieht. Es geht auf dieser dritten Ebene somit um das Paradigma, das Leitbild, die Grundlage der Heilkunst. Auch hier findet eine Art von Verteilungskampf statt, der jedoch als solcher stärker im verborgenen stattfindet als die gesamtgesellschaftliche Auseinandersetzung. Er findet zum Beispiel in den öffentlichen Auseinandersetzungen um die Gentechnik oder um die Stammzellforschung statt. Es ist also nicht nur wichtig, wieviel Geld in medizinische Forschung gesteckt wird (Ebene 2), sondern auch, welche Art von Forschung damit betrieben wird: Die Geldmenge, die in die Erforschung des genetischen Codes und seines Zusammenhangs mit Krankheiten investiert wird, wächst Jahr für Jahr explosionsartig an, gleichzeitig wird für die Stammzellforschung eine ethische Schranke nach der anderen niedergerissen. Dahinter steckt eine Idee, die ungefähr so lauten könnte: Viele Krankheiten haben wir bis heute nicht richtig verstanden, weil unsere Gentechnologie noch nicht soweit ist; wenn sie einmal soweit sein wird, dann werden wir viele Krankheiten nicht nur verstanden haben, sondern auch endlich behandeln, vielleicht sogar heilen können. Dieselbe Idee ist auch für den gegenwärtigen Boom der Neurobiologie, der Hirnforschung, verantwortlich. Es wachsen und gedeihen Universitätsabteilungen, die den Menschen als Maschine bis ins letzte Zahnrädchen zu erforschen suchen, denn das verspricht Profit und letztlich auch Macht, selbst wenn jeder weiß, daß man nicht Klavierspielen lernen kann, indem man einen Konzertflügel in immer kleinere Einzelteile zerlegt.

Dagegen nimmt die Geldmenge, die in die Erforschung biopsychosozialer Zusammenhänge gesteckt wird, eher ab, und die zugehörigen Universitätsabteilungen – während der letzten Jahre etwa an den Universitätskliniken Frankfurt und Köln – werden geschlossen. Auch hinter diesem Konzept steckt eine Idee, die ungefähr so lauten könnte: Viele Patienten werden Tag für Tag nicht richtig verstanden, also auch nicht richtig behandelt, weil unser Verständnis für biopsychosoziale Zusammenhänge nicht weit genug entwickelt ist. Die individuelle Lebenskonstruktion eines Menschen in Krankheit und Gesundheit zu erkennen und damit im Sinne einer Heilkunst zu arbeiten verspricht aber weder Profit noch Macht. Diese Haltung erfordert persönlichen Einsatz, Lebenserfahrung, Lebenskunst – und mutet unter dem Diktat der Globalisierung wie Geldverschwendung an.

Als Arzt beteilige ich mich täglich und ständig an diesem Verteilungskampf, der vor dem Hintergrund einer Auseinandersetzung um das Paradigma der Heilkunst stattfindet. Diese Auseinandersetzung ist ihrem Wesen nach gesellschaftspolitisch. Denn um das Gesundheitswesen zu einem profitablen Zweig der gesellschaftlichen Ökonomie zu transformieren, ist in der Medizin ein Menschenbild vonnöten, in dem der Mensch wie eine technische, physikalisch-chemische Maschine funktioniert. Die Vorstellung vom Menschen als Maschine ist unver-

zichtbar für die Generalisierung, ohne die die modernen
›Gesundheits‹-Konzepte nicht funktionieren können; nur
unter dieser Voraussetzung greifen schematische Denk-
modelle wie etwa die Klassifizierung aller Krankheiten im
ICD (International Classification of Diseases), das Man-
aged Care, die DRG's (Diagnosis Related Groups) in den
Krankenhäusern oder die DMP's (Disease-Management-
Programme), die derzeit alle Bereiche unseres Gesundheitswesens in den Griff zu bekommen versuchen. Einem
Diabetiker, der sich einem Disease-Management-Pro-
gramm unterwirft, gesteht seine Krankenkasse eine Reihe
von ökonomischen Vorteilen zu, angefangen bei der erlas-
senen Praxisgebühr bis hin zu niedrigeren Zuzahlungen.
Der Patient muß Schulungen besuchen, sich regelmäßig
und pünktlich zu Kontrollterminen einfinden und wird
mit Hilfe eines Laborwerts wegen möglicher Blutzucker-
entgleisungen streng überwacht. Für seine Behandlung
gibt es detaillierte Vorschriften und Leitlinien, deren Ein-
haltung durch umfangreiche Dokumentationen nachgewiesen werden muß. Nicht jeder Arzt kann als Behandler
an einem solchen Programm teilnehmen, sondern nur
derjenige, der eine spezielle Qualifikation im Rahmen des
DMP nachweisen kann; dann jedoch wird ihm seine
Arbeit mit Sonderzahlungen besser vergütet als die übliche ärztliche Tätigkeit. Ganz offensichtlich hat die individuelle Arzt-Patient-Beziehung keinen Platz in diesem
Modell, innerhalb dessen man im Grunde, konsequent zu
Ende gedacht, der ›trivialen‹ Maschine Mensch die Maschine Arzt gegenüberstellen müßte.

Wenn man im Gegensatz dazu in der Medizin ein
Menschenbild vertritt, in dem das Lebewesen Mensch
seine Umwelt so konstruiert, daß es überleben und leben

kann – mit Erfolg, d. h. gesund; ohne Erfolg, d. h. krank –, dann steht die Kommunikation, die Beziehung zwischen den Menschen, im Mittelpunkt. Der Einzelfall wird interessant. Natürlich sind Informationen über die ›Maschine‹ unverzichtbar, sind Fortschritte in Biochemie, Physik und Physiologie wertvoll, aber dennoch gilt: Ein Arzt behandelt keinen Diabetes, ein Arzt behandelt einen Menschen, der dadurch, daß er an Diabetes erkrankt ist, zum Patienten geworden ist. Zum zentralen Thema der Heilkunst wird so die Kommunikation, und in ihr funktioniert nichts nach dem trivialen Prinzip von Ursache und Wirkung. Jeder der Kommunizierenden, in diesem Fall also Arzt und Patient, gibt im Verlauf der Kommunikation jedem Schritt, jedem Erleben, jedem Symptom eine Bedeutung. Der Prozeß der Bedeutungserteilung wird damit das Zentrum der Arzt-Patient-Beziehung. Das System ist also nicht mehr zweigliedrig und trivial in dem Sinne, daß auf dieselbe Ursache die immer gleiche Wirkung folgt, sondern mindestens dreigliedrig durch den kontinuierlichen Prozeß der Bedeutungserteilung. Da nun in der Arzt-Patient-Beziehung (mindestens) zwei Personen handelnd beteiligt sind, entsteht die Frage, inwieweit die beiden parallel laufenden Prozesse der Bedeutungserteilung gleich sind. Kommt es zu einer Annäherung oder gar Deckung dieser Prozesse, so kann Passung entstehen, ein Gefühl des gemeinsamen Anliegens und der gemeinsamen Sorge. Passung, die Konstruktion einer gemeinsamen Wirklichkeit, ist das Werkzeug und zugleich das Ziel einer Humanmedizin, die diesen Namen verdient. Das steht der Idee eines profitorientierten Gesundheitswesens allerdings diametral entgegen.

Von dieser Art der Humanmedizin soll in diesem Buch

die Rede sein, weshalb es sowohl das Leitbild als auch den Alltag eines heutigen Arztes zum Inhalt hat. Es will das herrschende dualistische Paradigma der Schulmedizin sichtbar machen und zu dessen Veränderung anstiften: hin zu einer humanen Medizin jenseits aller politischen Eingriffe.

Auf der Suche nach dem Menschenbild der Medizin lautet meine erste Frage (die damit auch das Thema des nächsten Kapitels ist): Warum wollte ich Arzt werden, warum habe ich Medizin studiert, was habe ich gelernt, als mir die Humanmedizin beigebracht wurde? Dabei werden die Umrisse des dualistischen Menschenbildes in der Schulmedizin sichtbar, das den Menschen in Körper und Seele nicht nur einteilt, sondern regelrecht trennt.

3. Ärztliche Ausbildung:
Heilkünstler oder Medizintechniker

Als Junge fiel mir ein Buch von Jürgen Thorwald in die Hände, *Das Jahrhundert der Chirurgen*, das ich mit Begeisterung las, ja förmlich verschlang, um danach nur noch ein Ziel zu haben: Ich wollte Chirurg werden! Ein Chirurg vereinte in sich all das, was mich faszinierte: Er war Helfer, Handwerker, Detektiv. Eine Geschichte aus Thorwalds Buch beeindruckte mich besonders. Es ging dabei um ein Aneurysma, eine Aussackung der Wand einer Schlagader, die keinem hohen Druck standhält und daher leicht platzen kann, was im geschilderten Fall zu einer Hirnblutung geführt hätte. Das Aneurysma, das sich im Gehirn des Patienten befand, mußte also operiert werden, ein gefährlicher Eingriff, bei dem die Blutzufuhr nicht unterbrochen werden konnte, ohne die Sauerstoffversorgung des Gehirns zu gefährden. Da erfand der Chirurg ein Drosselungsinstrument, das er vor dem Aneurysma einsetzte und über viele Tage langsam, Schritt für Schritt, zuschraubte. Auf diese Weise nahm die Blutversorgung von der anderen Seite aus kontinuierlich zu, und zum Schluß hatte die Arterie der Gegenseite genug Volumen, um die ganze Region beidseits zu versorgen. Dann erst konnte die Operation durchgeführt werden und war erfolgreich. Ich war beeindruckt. So ein Chirurg wollte ich auch werden!

Von da an verbrachte ich meine Schulferien immer wieder auf chirurgischen Stationen und arbeitete als Pflegehelfer. Dabei ist man den Patienten sehr nahe: Bettpfannen leeren, Essen austeilen, Bettwäsche wechseln, beim

Waschen und Anziehen helfen. Schwestern und Pfleger ließen mich bei ihrer Arbeit zusehen, wobei mich besonders die Verbandsvisite faszinierte. Ich war nur immer wieder etwas verwirrt davon, wie verschieden die Chirurgen beurteilt wurden. Manche waren bei den Patienten sehr beliebt und geachtet, während Schwestern und Pfleger sie offensichtlich weniger mochten – und umgekehrt. So gab es zum Beispiel Chirurgen, die sich bei der Visite Zeit nahmen, was die Patienten sehr schätzten; das Pflegepersonal aber war von der überlangen Visitendauer nicht begeistert. Im OP, in den ich manchmal mit hineindurfte, lernte ich wieder ganz andere Kriterien kennen, anhand deren etwa OP-Schwestern einen Chirurgen beurteilten: Erschien er pünktlich zur OP, wie benahm er sich, wenn es Komplikationen und Streß gab, operierte er langsam oder schnell? Überrascht stellte ich fest, daß die Chirurgen, die auf Station unbeliebt waren, im OP manchmal als die besten galten. Deswegen beschloß ich damals, ein Chirurg zu werden, den alle mochten.

So begann ich mein Medizinstudium. Der Start war jedoch eine einzige Enttäuschung: Mit Patienten hatte ich gar nichts zu tun, alles blieb Theorie und kam mir vor wie eine gehobene Fortsetzung der gymnasialen Oberstufe in den Naturwissenschaften. Bücher, Bücher, Bücher, die aber eigentlich nur auswendig gelernt werden sollten, so daß der Versuch, eigenständig zu denken oder nachzudenken, eher störend wirkte. Es war offensichtlich, daß ich, wollte ich darüber hinaus etwas lernen, dieser Art des Studiums etwas Eigenes hinzufügen mußte, und so begann ich bald, mich für die psychosozialen Fächer zu interessieren, welche die damals gerade erneuerte Ausbildungsordnung in die Pflichtvorlesungen eingeführt hatte.

Dadurch entstand aber eine seltsame Art von Doppelung, die ich zunächst nur als Unbehagen fühlte, ohne sie benennen zu können. Es war keine einheitliche Ausbildung zum Arzt, an der ich da teilnahm, sondern ein bis zum Ende meines Studiums zweigleisig bleibender Kurs: Einerseits absolvierte ich meine Pflichtvorlesungen und -kurse und häufte immer mehr Wissen über Formeln, Zellstrukturen, Gewebsschnitte und Medikamente an, andererseits (ich wollte schließlich kein Mechaniker werden) besuchte ich zusätzliche Veranstaltungen in den psychosozialen Fächern und in der Psychosomatik und wurde Mitglied einer studentischen Balintgruppe (nach dem Psychoanalytiker Michael Balint), in der man durch gemeinsame Fallbesprechungen mehr über die Wirklichkeit der Patienten und die ärztliche Tätigkeit lernen konnte. Durch diese zusätzlichen Anstrengungen konnte ich zwar vieles lernen, was mir im normalen Studienbetrieb verborgen geblieben war, aber sie führten mich immer wieder zu der Frage, wie ich denn später mit den während meiner Ausbildung zum ›Gesundheitstechniker‹ erworbenen Kenntnissen arbeiten würde. Worum ging es bei meiner Erziehung zum Arzt? Was hatte ich gelernt?

Fast jeder Arzt kann zum Beispiel noch Jahrzehnte nach seinem Studium die acht Handwurzelknochen in der richtigen Reihenfolge aufzählen. Für sein Examen hat er nämlich einmal einen völlig sinnentleerten Spruch auswendig gelernt: »Ein Schiffchen fährt im Mondenschein im Dreieck um das Erbsenbein; Vieleck groß, Vieleck klein – der Kopf, der muß am Haken sein.« Einen absurderen Satz kann man sich kaum vorstellen, aber so heißen diese Knochen eben, wenn man nicht die lateinischen, sondern die deutschen Begriffe verwendet: Kahnbein,

Mondbein, Dreieckbein, Erbsenbein usw. Viele dieser Eselsbrücken, so hilfreich sie auch sein mögen, verweisen allerdings zwischen den Zeilen häufig auch auf Prinzipien und Wertvorstellungen, die wir als Studenten neben den Muskeln, Nerven, Knochen, Formeln und Zyklen beigebracht bekamen, meistens ohne es zu bemerken.

Die Lehrbücher, die zu meiner Zeit in Gebrauch waren und zum Teil auch heute noch verwendet werden, sind in dieser Hinsicht verräterisch. So ziehen sie zum Beispiel Parallelen zwischen dem Stoffwechsel einer Zelle und der Fließbandarbeit in einer Fabrik und legen so die Auffassung nahe, es gäbe nichts Natürlicheres als die kapitalistische Produktionsweise. Oder sie machen das Verhältnis von Zelle, Gewebe und Organ anschaulich, indem sie es mit Familie, Volk und Staat vergleichen und damit der Familie eine naturgegebene Funktion zuweisen: »So wie Zelle, Gewebe und Organe für sich betrachtet [...] ›autonom‹ sind und bestimmte Gesetzmäßigkeiten in ihrem Verhalten aufweisen, ebenso sehr sind die Zelle im Gewebsverband, das Gewebe im Organverband und das Organ im Verband des Organismus ›hyponom‹, sie haben sich der Funktion der höheren Einheit jeweils unterzuordnen, so wie auch die Einheit des Organismus, das Individuum, hyponom [ist] in Bezug auf seine höhere Einheit (Familie, Volk und Staat).« (Rein/Schneider 1964)

Ein zutiefst erschreckendes Beispiel für diese Form des stillschweigenden Ideologietransports findet sich am selben Ort wie das eben Zitierte, in der *Einführung in die Physiologie des Menschen* von Hermann Rein und Max Schneider. Zum Thema des Energie- und Wärmehaushalts im menschlichen Körper wird dort das Folgende gesagt:

»Die Isolationsfähigkeit ist geringer bei einer stark durch-
bluteten, gut durchfeuchteten Haut und größer bei besse-
rer Entwicklung des subcutanen Fettgewebes. Deshalb
kann bei der Frau mit ihrem gleichmäßigeren subcutanen
Fettpolster bei gleicher Rectaltemperatur und gleicher
niedriger Außentemperatur die Hauttemperatur durchschnittlich niedriger liegen als beim Mann, und deshalb
ist ihr Wärmeverlust geringer. Bei der Beschaffenheit des
umgebenden Milieus, das mit der Haut in Berührung
steht, ist neben dessen Eigentemperatur die Wärmeleit-
fähigkeit ausschlaggebend. [...] In Wasser mit seinem
größeren Wärmeleitvermögen ist der Wärmeverlust
durch Leitung wesentlich größer, wenn auch nicht pro-
portional, [...] so daß der (unbekleidete) Mensch in Wasser nur etwa 3mal soviel Wärme als in der Luft verlieren
kann. Da aber der Wärmeverlust in Luft bei 20° schon
etwa eineinhalbmal so groß ist wie bei 26°, bedeutet dies,
daß dem Menschen in Wasser von 20° 4-5mal so viel Wärme wie unter Grundumsatzbedingungen entzogen wird.
[...] Nach den Erfahrungen des letzten Krieges kann der
unbekleidete Mensch in Luft von +1° nach 4 Stunden
noch eine normale Körpertemperatur aufweisen, bei ein-
stündigem Aufenthalt in Wasser gleicher Temperatur tritt
jedoch schon eine tödliche Auskühlung auf 25 Grad ein;
die gleiche Auskühlung kommt in Luft von minus 6 Grad
nach 14 Stunden zustande.« (Rein/Schneider 1964)

Ohne jeden Literatur- oder Quellenhinweis stand dieser Absatz im wichtigsten Physiologie-Lehrbuch meiner
Generation. Was nicht dabeistand: Der Göttinger Physiologie-Ordinarius Hermann Rein war der führende Phy-
siologe der nationalsozialistischen Luftwaffenforschung,
die hauptsächlich im Konzentrationslager Dachau durch-

geführt wurde. Sämtliche dieser Meßwerte stammten aus Menschenversuchen, in denen mit Unterdruck und Unterkühlung gearbeitet wurde. Nebenbei: Nach 1945 gehörte Hermann Rein (wie übrigens auch der berühmte Chirurg Ferdinand Sauerbruch) zu den Gründern nicht nur der Max-Planck-Gesellschaft in der britischen Zone, sondern auch der »Notgemeinschaft Deutscher Wissenschaft«, deren einer Hauptzweck es war, die Veröffentlichung des Berichts von Alexander Mitscherlich und Fred Mielke über den Nürnberger NS-Ärzteprozeß, *Medizin ohne Menschlichkeit*, mit allen Mitteln zu verhindern. Hermann Rein starb 1954, unangetastet als Physiologie-Ordinarius, und er beharrte stets darauf, nie etwas mit dem Nationalsozialismus und dessen Menschenversuchen zu tun gehabt zu haben.

Diese Beispiele deuten das Menschenbild in der Ausbildung von Ärzten hierzulande an: Alles hängt miteinander zusammen. Alles ist naturgegeben. Nichts ist konstruiert. Die Eigenheiten der Geschlechter sind naturgegeben. Die kapitalistische Produktionsweise ist naturgegeben. Die Familie ist naturgegeben. Und wenn der Mensch nur eine triviale Maschine ist, dann kann man ihn auch eiskaltem Wasser aussetzen und mit der Stoppuhr daneben stehen und warten, bis er stirbt. Das Paradigma der trivialen Maschine ist die Voraussetzung für eine Medizin ohne Menschlichkeit.

Mit ein wenig Neid schaue ich heute auf meine amerikanischen Studienkollegen: Schon in den vierziger und fünfziger Jahren erhielt jeder Medizinstudent in Harvard, dem Mekka der modernen, besonders auch der hochtechnisierten Schulmedizin, zu Beginn seines Studiums ein kleines Heftchen. Darin war unter dem Titel *Arzt und*

Patient ein Text von Francis Weld Peabody abgedruckt, einem der bekanntesten Internisten und angesehensten Ärzte des vergangenen Jahrhunderts. Das Bändchen sollte die Medizinstudenten auf ihr Studium vorbereiten und enthielt zum Beispiel die folgenden Passagen:

»Die Ausübung der Medizin [...] beinhaltet die ganze Beziehung des Arztes zu seinem Patienten. Zwar basiert die ärztliche Kunst auf einem ständig größer werdenden Bereich medizinischer Wissenschaften, aber sie beinhaltet ebenso vieles, was immer noch außerhalb des Bereiches jeglicher Wissenschaft liegt.

Die Kunst der Medizin und die Wissenschaft der Medizin sind nicht feindselig; sie ergänzen sich. Es gibt keinen Widerspruch zwischen der Kunst der Medizin und der Wissenschaft der Medizin, genausowenig wie zwischen der Wissenschaft von der Luftfahrt und der Kunst des Fliegens. [...]

Ein Patient, der das Krankenhaus betritt, verliert häufig seine persönliche Identität. Man sieht ihn nicht als Henry Jones, aber als ›die Mitralstenose im zweiten Bett auf der linken Seite‹. [...] Das Unangenehme daran ist, [...] daß der Patient als ein Fall von Mitralstenose behandelt wird und nicht als kranker Mensch. Die Krankheit wird behandelt, aber Henry Jones, der nachts wach liegt und sich währenddessen um seine Frau und Kinder sorgt, stellt ein Problem dar, das viel komplexer ist als die pathologische Physiologie der Mitralstenose. Er wird nicht gesund, es sei denn, ein kritischer Medizinalassistent entdeckt zufällig, daß auch große Mengen Digitalis nicht helfen und der Puls sich nicht normalisiert. Henry hat eine Herzkrankheit, aber seine Atemnot stört ihn nicht so sehr wie die Ungewißheit über seine Zukunft. Mehr als eine Liste von Medikamenten und Diäten würde es Henry helfen, wenn ein […] Arzt das Gespräch mit ihm sucht […].« (Peabody 1930)

Leider hatte ich derartige Texte als Medizinstudent nie zu Gesicht bekommen, sondern las sie erst zu einer Zeit, als ich meinen Beruf schon viele Jahre ausübte.

Dann war mein Studium beendet, und ich bewarb mich auf eine chirurgische Assistenzarztstelle: Endlich war ich Chirurg! Natürlich war ich erst einmal nur ein kleiner Assistenzarzt, aber schon am ersten Tag konnte man auf die Frage, was man denn sei, stolz »Chirurg« antworten. Mit der Zweigleisigkeit, die ich mir im Studium durch zusätzliche Anstrengungen noch hatte erhalten können, war es nun aus, statt dessen ging es strikt eingleisig weiter: Das Erlernen von Techniken bildete den ausschließlichen Inhalt meiner Ausbildung. Meine Lektüre bestand in Operationslehren, und wenn man sich den achtbändigen ›Baumgartl‹ gekauft und im Arztzimmer auffällig und gut sichtbar im Bücherregal plaziert hatte, dann gehörte man dazu, selbst wenn man sich noch keine 100 der über 5 600 Seiten wirklich zu Gemüte geführt hatte.

Daß sich mein früheres Ideal, nach Ansicht aller ein guter Chirurg zu sein, nicht verwirklichen ließ, merkte ich schnell, da mochte ich lesen und studieren, soviel ich wollte. An das, was meine Patienten von mir erwarteten, konnte ich mich noch aus meiner Zeit als Pflegehelfer erinnern. Für meine Kollegen war es schon wichtiger, ob ich bereit war, Nachtdienste zu übernehmen oder zu tauschen. Mein Chef ließ sich, wenn überhaupt, nur dadurch beeindrucken, daß ich bei der wöchentlichen Rasanz-Visite die Befunde ohne langes Suchen parat hatte.

Nach etwa einem Jahr wurde ich als Operateur eingeteilt; wie damals noch üblich, war eine Appendektomie mein erster ›selbständig‹ durchgeführter Eingriff. Noch heute, nach mehr als 25 Jahren, weiß ich die Namen der Patientin, meiner Mitoperateure und der Narkoseärztin. In der Nacht nach der OP schlief ich sehr unruhig, und in den folgenden Tagen erkundete ich immer wieder, wie es der Patientin ging. Die älteren Kollegen grinsten schon ein wenig. Das Gefühl, eine Operation erfolgreich durchgeführt zu haben, war genau so, wie ich es mir erträumt hatte. Aber was einen guten Chirurgen ausmachte, wußte ich noch immer nicht. Vor allen Dingen war der entfernte Wurmfortsatz des Blinddarms gar nicht entzündet gewesen – was sicherlich zum Gelingen der Operation wesentlich beigetragen hatte. Ich hatte es zwar gut gemacht, aber was hatte ich da eigentlich gemacht?

Meine Fortschritte beim Operieren beschäftigten mich sehr. Nach einigen Jahren durfte ich immer schwierigere und technisch anspruchsvollere Eingriffe durchführen. Einmal war ich für die Entfernung einer Gallenblase eingeteilt. Schon bald nach Eröffnung der Bauchhöhle stellte sich heraus, daß sich dieser vermeintliche Routineeingriff zu einem größeren Problem auswachsen würde. Die ganze Region war chronisch entzündet und verwachsen und die Anatomie nur noch zu ahnen, und darüber hinaus fanden sich auch noch Gallensteine nicht nur in der Gallenblase, sondern auch im Gallengang, womit ich bis dahin lediglich als OP-Assistent, nicht aber als Operateur zu tun gehabt hatte. Mein OP-Assistent, einer der erfahrensten Oberärzte der Klinik, wollte jedoch nicht den Platz mit mir tauschen, sondern ließ mich diesen schwierigen Eingriff zu Ende führen. Alles ging gut! Ich blieb immer in der richtigen Schicht, es kam zu keinen besonderen Blutungen und auch zu keinen anderen Verzögerungen oder Zwischenfällen. Die Gallengangsteine entfernte ich beim ersten Versuch, meine OP-Zeit konnte sich sehen lassen. Sicherlich war ich einer der besten Chirurgen weit und breit! Da sagte mein Oberarzt: »Das haben Sie zwar sehr gut gemacht. Aber heben Sie bloß nicht ab: Das bringe ich jedem Pförtner bei, wenn er nicht zwei linke Hände hat«, und verließ den OP.

Ich fühlte mich wie ein begossener Pudel. Als ich nach einiger Zeit nicht mehr ganz so gekränkt war, verstand ich mehr und mehr, was er mit dieser Bemerkung gemeint haben konnte. Was war das, ein guter Chirurg? Nun war ich schon so viele Jahre in diesem Metier tätig und wußte es immer noch nicht. Klar war mir allerdings schon damals, daß ich nicht der Chirurg geworden war, der ich eigentlich hatte werden wollen.

Sich nach einer solchen Ausbildung mit der Kommunikation zwischen Arzt und Patient beschäftigen zu wollen und dabei zu entdecken, daß man in neue Bereiche vorstoßen muß, die das mechanistische, dualistische Menschenbild nicht kennt, ist schwer. Aber je länger ich meinen Beruf ausübte, je mehr Erfahrung ich während meiner ärztlichen Tätigkeit mit dem Gelingen ebenso wie mit dem Scheitern sammelte, desto deutlicher wurde das Gefühl, das ich noch aus der Zeit meines Medizinstudiums kannte, während der harten und kompromißlosen Ausbildung zum Chirurgen aber fast schon vergessen hatte: Irgend etwas stimmte mit diesem Modell vom Menschen als einer Maschine nicht.

Es störte mich außerdem, daß dieses Maschinenmodell, wenn man es konsequent anwandte, ja nicht nur den Patienten, sondern ebenso den Arzt betraf. Zufällig entdeckte ich auf einer Reise in einer Ausstellungshalle in England eine Illustration dieses Problems, die mich nachhaltig beeindruckte. Der Londoner Aktionskünstler Tim Hunkin stellte dort eine Doktor-Maschine aus.

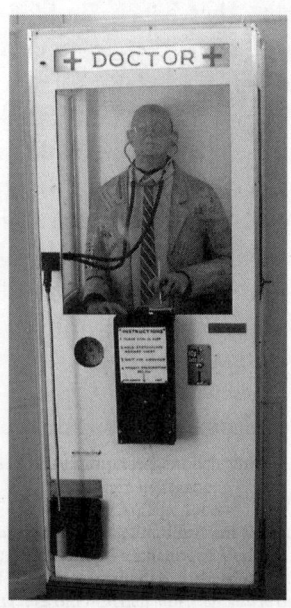

Auf dem Schild unter diesem Automaten stand geschrieben:

»INSTRUCTIONS
place 20 pennies in slot,
hold stethoscope against chest,
wait for diagnosis,
collect prescription below«

Hunkin nannte seinen Automaten von 1987 schlicht *DOCTOR* und fügte als weitere mögliche Gebrauchsanweisung noch hinzu: »Halten Sie das Stethoskop an Ihren Magen, und Sie hören fremdartige, glucksende, gurgelnde Geräusche. Der Arzt hört zu. Wenn er zu einer Meinung gekommen ist, nickt er und schreibt ein Rezept aus. Das Rezept kommt aus der Maschine (völlig unleserlich, wie alle Rezepte).« Dieser Automat ist zwar einerseits witzig, aber er illustriert das Problem des Denkmodells ›Mensch als Maschine‹ auch in seiner ganzen ernsten Tragweite.

Natürlich hatte ich bei der Patientenbehandlung immer wieder mit mechanischen Problemen zu tun, die ich mit Hilfe von Werkzeugen und Maschinen, von Technik und Ersatzteilen lösen konnte. Das hatte ich schließlich gelernt. Aber warum gelang es das eine Mal, ein anderes Mal nicht? Gab es noch etwas anderes als Ursache und Wirkung? Oder existierten Ursachen, die mir bislang verborgen geblieben waren und die hinter meinem und hinter dem Rücken meiner Patienten ihre Wirkungen entfalteten? Mehr und mehr begann ich nach anderen Modellen zu suchen, um meine Arbeit besser zu verstehen.

4. Ist der Mensch eine Maschine oder eine Black Box? Konstruktivismus, Biosemiotik und Systemtheorie

Bei meiner Suche nach einem neuen, besseren Modell stieß ich eines Tages auf einen ganz einfachen Satz, den einer der großen deutschen Ärzte des 20. Jahrhunderts, Thure von Uexküll, einmal gesagt hatte: »Die Medizin ist streng getrennt in eine ›Medizin für Körper ohne Seelen‹ und eine ›Medizin für Seelen ohne Körper‹.« Als ich diesen Satz zum erstenmal hörte, hatte ich sofort das Gefühl, daß damit das ganze Unbehagen aus meinem Studium und meiner bisherigen ärztlichen Arbeit auf den entscheidenden Punkt gebracht worden war. Das Modell der Schulmedizin, das man mich gelehrt hatte, genügte mir für meine ärztliche Arbeit schon lange nicht mehr: der Mensch als eine triviale Ursache-Wirkungs-Maschine. Der Kranke hat ein defektes Teil in sich, das gefunden und ausgetauscht werden muß. Entsprechend hat die Medizin für Körper ohne Seelen Medikamente, Ersatzteile und Operationstechniken entwickelt, mit denen die maschinellen Defekte ausgeglichen oder repariert werden sollen. Die Medizin für Seelen ohne Körper dagegen findet immer neue Formen der Psychotherapie, mit denen seelische Konflikte, die zu Erkrankungen geführt haben, besser bewältigt werden könnten.

Wo liegen die Grenzen des zweigliedrigen Modells vom Menschen als einer trivialen Maschine? Ein Plakat aus den zwanziger Jahren zeigt das eindrucksvoll: Der Mensch imponiert als eine große Fabrik, in der viele Unterfabriken mit ihren Maschinen zusammenarbeiten

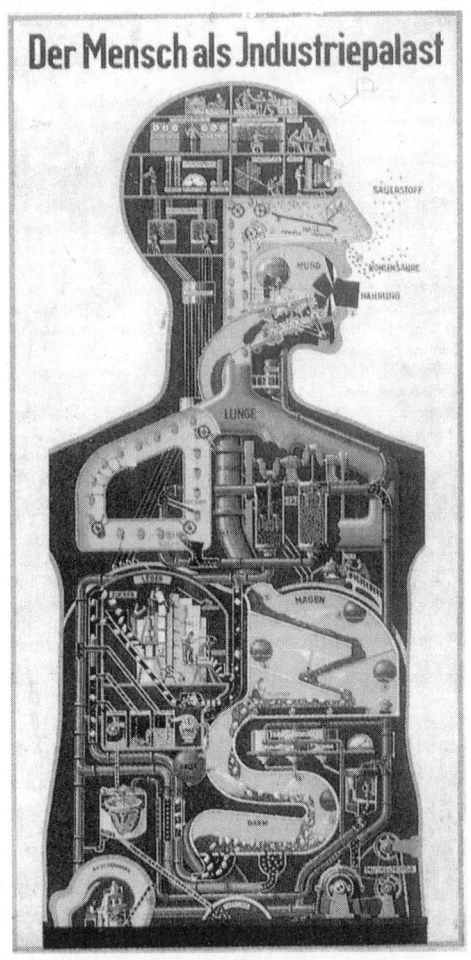

Der Mensch als Industriepalast

und die verschiedenen Produktionssysteme, die Atmung, die Verdauung, den Kreislauf usw. in Gang halten. Ein genauer Blick auf dieses Plakat zeigt aber, daß es auch die Grenzen des Modells abbildet; denn an allen wichtigen

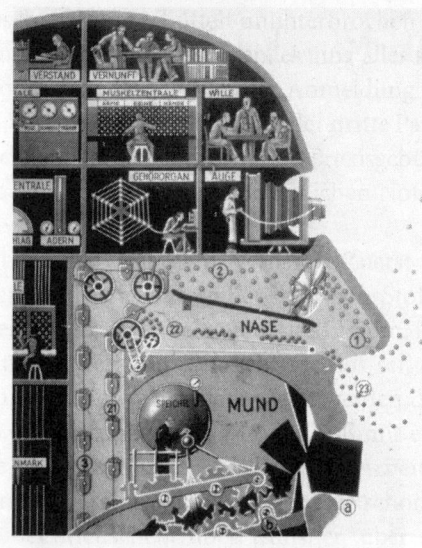

Stellen im menschlichen Körper, an denen Entscheidungen getroffen werden müssen, zum Beispiel im Gehirn, sitzen Menschen – was sind das denn nun für Maschinen?

Das triviale Modell krankt vor allem an seiner Zweigliedrigkeit, die besagt, daß auf eine bestimmte Ursache immer die gleiche Wirkung folgt; es ist also naheliegend, nach dem fehlenden dritten Glied zu suchen. Dieses dritte Glied erwächst aus der Überlegung, daß zwischen Ursache und Wirkung ein aktiver Prozeß eingeschaltet sein muß, der ein Lebewesen von einer technischen Maschine unterscheidet. Eine hungrige Katze wird einen Schmetterling jagen (und fressen), eine satte Katze wird einem Schmetterling dösend beim Flügelschlagen zuschauen oder ihn gar nicht erst zur Kenntnis nehmen. Die Befindlichkeit der Katze, in diesem Fall hungrig oder satt, entscheidet über ihre Reaktion: jagen oder weiterdösen. Zwischen Ursache und Wirkung schiebt sich der entscheidende Schritt, das dritte Glied in einem neuem nicht-trivialen Modell: der Vorgang der Bedeutungserteilung.

Mit der Einführung der Bedeutungserteilung wechselt man implizit seine theoretische Basis. Während das zweigliedrige Modell eine immer gleiche Realität voraussetzt – sonst wären Ursache und Wirkung nicht derart unveränderbar miteinander verknüpft –, verläßt man mit dem dreigliedrigen Modell diese vermeintliche Sicherheit und muß sich damit abfinden, daß es eine solche Realität eigentlich gar nicht gibt. Damit ist jedes Lebewesen gezwungen, sich seine Lebenswelt, seine individuelle Umwelt, so zu konstruieren, daß es leben und überleben kann. Die Lebenskonstruktion einer Katze ist mit der einer Fledermaus oder eines Menschen nicht vergleichbar, und nicht einmal die Konstruktionen zweier Menschen sind deckungsgleich – jede ist individuell verschieden.

Mit diesem Modell verläßt man die Weltanschauung des Objektiven, des Rationalismus und kommt zum sogenannten Konstruktivismus, zum Subjektiven, in dem Objektivität als unmöglich erkannt wird und jeder Organismus sich seine Realität ›konstruieren‹ muß. In unserem Zusammenhang bedeutet das, daß ein Patient dann nicht mehr offen ist, der Arzt ihn nicht wie ein Uhrmacher eine Uhr öffnen kann, sondern er stellt ein geschlossenes System dar, eine sogenannte Black Box. Im Gegenzug ist natürlich auch der Arzt eine solche Black Box, und daraus entsteht eine gewisse Schwierigkeit, denn man kann nie genau wissen, was in einer Black Box ›wirklich‹ vor sich geht. Man kann nur – mit Hilfe seiner Sinne – die

Zeichen bemerken, die von der Black Box ausgehen; und unterschiedliche Empfänger werden unterschiedliche Signale wahrnehmen.

Im pragmatischen Prinzip betrachtet man Lebewesen also als einfache, zweigliedrige Maschinen. Das ist das Prinzip der Technik. Im kommunikativen Prinzip hingegen, das die individuelle Welt als konstruiert respektiert, betrachtet man Lebewesen als komplexe, mindestens als dreigliedrige ›Maschinen‹, bei denen zwischen Ursache und Wirkung immer Bedeutungserteilung stattfindet und somit auf die gleiche Ursache eine immer wieder andere Wirkung folgt. Das ist das Prinzip des Lebens.

Im ersten Modell werden Patienten zu Objekten, die nur auf den Eingriff des Arztes warten, ob er nun mit Hilfe eines Instruments oder eines Medikaments erfolgt – die Uhr, die repariert werden kann. Mit dieser Auffassung hat die Medizin in den letzten 200 Jahren größere Erfolge erzielt als je zuvor; schließlich kann der Mensch, wenn man ihn als offenes System versteht, genau definiert und katalogisiert werden, und Krankheiten lassen sich als Maschinendefekte einordnen. Dadurch ist es Gesetzgebern und Wirtschaftsfachleuten möglich, standardisierte Behandlungsverfahren festzulegen, die Behandlungen der Ärzte zu steuern und zu überwachen, die Behandlungskosten und die Länge von Krankenhausaufenthalten zu bestimmen. Weil alle Uhren nach dem gleichen Prinzip funktionieren, liegt innerhalb dieses Modells die Vorstellung nahe, daß nach dem geradlinigen Prinzip von Ursache und Wirkung ein bestimmter Auslöser bei allen Menschen die gleiche Reaktion hervorruft.

Betrachtet man den Mensch aber als eine nicht-triviale Maschine, als ein geschlossenes System, hat das Auswirkungen auf die Kommunikation. Denn ob die innere Realität der einen Black Box mit der einer anderen etwas zu tun hat, ob es gar zu einer Passung, einem gegenseitigen Verstehen kommt, bleibt letztlich immer fraglich.

Konstruktivismus ist ohne Semiotik, ohne Zeichentheorie, nicht denkbar. Treffen nämlich zwei Lebewesen aufeinander, können sie jeweils nur die Zeichen wahrnehmen, die ihr Gegenüber aussendet; jedes Lebewesen produziert ständig Zeichen und ist gleichzeitig damit beschäftigt, Zeichen aufzunehmen und zu verstehen. Ein Teil der Theorie von den Zeichen, der Semiotik, ist die Biosemiotik, die in der Beziehung zwischen Arzt und Patient eine Rolle spielt, da sie sich mit denjenigen Zeichen (griechisch: semeion) beschäftigt, die im Leben (griechisch: bios) eine Rolle spielen. In der Integrierten Medizin hat man sich für die Zeichentheorie von Charles Sanders Peirce, einem amerikanischen Philosophen aus dem 19. Jahrhundert, entschieden, der sämtliche existierenden Zeichen in drei »Universalkategorien« einteilt, nämlich die ikonische, die indexikalische und die symbolische.

Ikonische Zeichen bezeichnen basale körperbezogene Erfahrungen wie Hunger, Durst, Schmerz, Lust, für die wenige sprachliche Mittel zur Verfügung stehen. Sie verweisen auf nichts, sondern sind einfach das, was sie sind. Die indexikalischen Zeichen dagegen stellen Verbindungen her, sie verweisen auf etwas und enthalten Vorstellungen und Erfahrungen über Ursache und Wirkung, so wie Rauch auf Feuer verweist oder Wasserdampf auf kochendes Wasser. Auf dieser Ebene geht es für das zeichengebende und -empfangende Subjekt um Erfahrung, um Einflußnahme, um die Herstellung von Kausalitätszusammenhängen, um die Entwicklung einer sensorisch-motorischen Kompetenz und um die Erfahrung von Zeitlichkeit und Perspektive.

Bei der dritten Gruppe, den symbolischen Zeichen, tritt der abstrakt-logische Bereich in den Vordergrund. Die Sprache transportiert die Zeichen, ein starkes Gefühl wird nun zum Beispiel nicht mehr nur durch eine Geste – ein überwiegend indexikalisches Zeichen –, sondern durch Sprache, also verbal mitgeteilt; es ist abstrahiert worden. Das Wort enthält eine allgemeine Vorstellung, ein Gesetz, wie Peirce sagt. Hier bilden sich innere Repräsentanzen heraus, die es dem Individuum erst ermöglichen, die Geschichte der eigenen Existenz zu entwickeln, eine Geschichte, ein Narrativ der eigenen Existenz zu entwerfen und Sinnzusammenhänge herzustellen. Während die Beziehungen zwischen dem ikonischen bzw. dem indexikalischen Zeichen und dem Gegenstand oder Sachverhalt, für den es steht, nicht willkürlich sind, ist das bei den Symbolen sehr wohl der Fall – man könnte so oder anders sprechen: Es gibt unüberschaubar viele Sprachen. Durch die Gemeinschaft der Sprechenden sind die symbolischen Zeichen aber zur Konvention geworden, die man kennen muß (mit anderen Worten: man muß die Sprache kennen), um das Zeichen zu verstehen.

Konstruktivismus und Biosemiotik bedürfen jedoch noch einer weiteren Ergänzung, denn bis hierher ist es nur unzureichend zu verstehen, wie ein Organismus funktioniert. Wie kann zum Beispiel ein Schamgefühl – eindeutig ein Vorgang des Erlebens – zum Erröten und zu erhöhtem Puls, also zu eindeutig physikalisch-chemischen Reaktionen führen? Es muß bei der Konstruktion der individuellen Lebenswirklichkeiten und bei der Kommunikation mit Hilfe von Zeichen verschiedene Ebenen geben, unterschiedlich komplexe Teile eines Systems – Gesamtsysteme, die aus einzelnen Subsystemen bestehen. Hier kommt der dritte Teil der Theorie der Integrierten Medizin zum Zug, die Systemtheorie.

Mit ihrer Hilfe konnte man erkennen, daß so komplexe Erscheinungen wie Lebewesen über Eigenschaften und Fähigkeiten verfügen, die sich nicht oder nicht vollständig aus den Eigenschaften und Fähigkeiten der einzelnen Komponenten des Systems (griechisch: Zusammenstellung) erklären lassen. Die Systemtheorie, die sich erst in den fünfziger Jahren des vergangenen Jahrhunderts entwickelt hat, sucht die Verbindung oder Vernetzung der Komponenten eines Systems zu verstehen, die die Leistungen des ›Systems Lebewesen‹ erst ermöglicht. Das Denken in Netzwerken, in Wirkungskreisen, in kybernetischen Abläufen mit Rückkoppelungen und Vorgängen des Sich-Selbst-Erschaffens (Autopoiese) ist das Denken, das man systemisch nennt. Mit Autopoiese bezeichnet man die Tatsache, daß Organismen bzw. biologische Systeme zum einen ihre Grenze zur Außenwelt und zum anderen ihre inneren Komponenten selbst produzieren können. Dabei stellt sich immer ein Kreisablauf her: Der Organismus produziert seine Grenze. Die Grenze ist es jedoch, die den Organismus von seiner Außenwelt abtrennt und ihn somit erst als etwas von der Umwelt Verschiedenes definiert.

In der Integrierten Medizin verwendet man auch den Begriff der Subsysteme – Untersysteme, die in hierarchischer Folge, gleichzeitig aber auch nebeneinander angeordnet sind. In unserem Zusammenhang wären das zum Beispiel die Zellorganellen, die sich zueinander wie Subsysteme verhalten, aber ebenso mit der nächsthöheren Ebene, den Zellen, eine wie auch immer geartete Kommunikation führen können. Genauso funktioniert es mit den weiteren Ebenen: den Organen, dem Organismus, der Lebensgemeinschaft, der Gesellschaft, der Welt, dem Universum. Diese Subsysteme müssen nicht nur beständig miteinander kommunizieren, also Bedeutungen über Zeichen austauschen – und zwar in alle Richtungen, zur Seite, nach oben und nach unten –, sondern sie müssen dabei auch einen gewissen Erfolg haben, um zu überleben. Ihre Zeichen sollen von den anderen Subsystemen verstanden werden, so daß auf allen Ebenen eine Passung möglich ist.

Für das Überleben kann es wichtig sein, daß innerhalb eines Systems Bedeutungs- und Hierarchieveränderungen stattfinden, ob langsam oder schlagartig. Wenn zum Beispiel ein Kreislaufschock eintritt, heißt das nichts anderes, als daß nur noch die absolut lebensnotwendigen Organsysteme ausreichend durchblutet werden (Zentralisierung), um den Gesamtorganismus am Leben zu erhalten, während die Peripherie abgeschaltet wird. Dieses ›Abschalten‹ ist das Ergebnis rasanter und komplexer Kommunikationsprozesse zwischen vielen verschiedenen Subsystemen des Lebewesens, die wirklich zu verstehen noch lange nicht gelungen ist.

Semiotik, Konstruktivismus und Systemtheorie gehören eng zusammen. Man kann sagen, daß sie wiederum ein neues System generieren, das mehr vermag und mehr bedeutet als jede einzelne dieser Komponenten für sich genommen. Dieses System ist das Modell der »Integrierten Medizin«, das der zu Beginn dieses Kapitels bereits erwähnte Thure von Uexküll entwickelt hat. Sein Ziel war es allerdings nicht, aus der Verknüpfung der drei Elemente neue Krankheiten zu bestimmen oder Behandlungen zu entwickeln, sondern eine ganz neue Krankheitslehre zu entwerfen, die mit einer besonderen ärztlichen Haltung verbunden ist.

Das Grundelement in der Krankheitslehre der Integrierten Medizin ist der Begriff der Passung bzw. sein Gegenstück, der Begriff der Passungsstörung. Wenn die Passung die – mal mehr, mal weniger gelungene – Einheit bezeichnet, die jedes Lebewesen mit seiner Umwelt bilden muß, um zu überleben, dann befaßt sich Thure von Uexkülls Krankheitslehre folgerichtig mit den Passungsstörungen; sie beschreibt und ordnet die verschiedenen Störungsmuster, die wir Krankheiten nennen. Passungsstörungen zwischen Individuum und Umwelt, die krank machen, erkennt man daran, daß das Individuum nicht mehr im freien Spiel alle Zeichenklassen und Realitätskonzepte verwendet und daß das Zusammenspiel sowohl des Gesamtsystems und seiner Subsysteme als auch der Subsysteme untereinander gestört ist. Es kommt statt dessen zu reaktiven Schrumpfungen oder kompensatorischen Aufblähungen einzelner Zeichenklassen, Realitätskonzepte oder System-Ebenen.

Nach diesen kurzen theoretischen Überlegungen will ich zur konkreten Medizin zurückkehren. Dabei werden die genannten Begriffe der Integrierten Medizin immer wieder auftauchen, die sich aus der Semiotik, dem Konstruktivismus und der Systemtheorie entwickelt haben. Sie sollen dazu dienen, mehr und anderes zu verstehen, als es das dualistische Modell erlaubt, dem die Schulmedizin so unerschütterlich verhaftet bleibt. Anhand von Beispielen aus meinem chirurgischen Alltag, der Blinddarmoperation und der Behandlung schwerstverletzter Motorradfahrer, beschreibe ich im nächsten Kapitel meine ersten Grenzüberschreitungen im Umgang mit dem dualistischen Menschenbild in der Chirurgie. In den darauffolgenden Kapiteln soll dann das Gegenmodell deutlich erkennbar werden: So läßt sich an der Wirkungsweise des Placebos zeigen, wo die Vorstellung vom Menschen als einer Maschine an ihre Grenzen stößt und sich statt dessen das Konzept der Integrierten Medizin bewährt; und auch die Geschichte eines Patienten mit einer hartnäckigen Wundheilungsstörung und der Fall eines an Krebs erkrankten Mannes, der eine besondere Beziehung zu seiner Ärztin aufbaut, sind weitere Puzzleteile, die das Menschenbild der Integrierten Medizin vervollständigen. Zum Schluß geht es am Beispiel der Psychosomatik um den Begriff der Ganzheitlichkeit, der häufig falsch oder mißbräuchlich verwendet wird; solange sich die Schulmedizin am zweigliedrigen Modell vom Menschen als einer trivialen Maschine orientiert, wird die Psychosomatik immer nur eine Notlösung – wenn auch eine unverzichtbare – bleiben. Gibt man dieses Leitbild aber auf, so könnte die Psychosomatik schlicht zu einem Synonym für menschliche, für Humanmedizin werden.

5. Mein Blinddarm, mein Motorrad und ich:
Psychotherapie mit dem Skalpell
und Ikarus-Syndrom

In diesem Kapitel geht es um Jugendliche in der Pubertät
und der Adoleszenz. Der Übergang von einem Lebensabschnitt in den nächsten – im Fall der Pubertät ist es der
Übergang von der Kindheit zum Erwachsensein – ist häufig mit einer Lebenskrise verbunden. An sich ist das nichts
Ungesundes, aber erstaunlich häufig sind Lebenskrisen
mit Erkrankungen, auch chirurgischer Art, verknüpft.

Was Adoleszenz ist, wird nicht in der Medizin definiert, sondern in der Gesellschaft. Wenn Adoleszenz »eine
lebensgeschichtliche Phase [ist], in der der Zusammenhang zwischen körperlichen, psychischen und sozialen
Prozessen besonders deutlich wird« (Flaake/King 1992),
müßte sich die Medizin eigentlich auch in ganz besonderer Weise mit diesem Lebensabschnitt befassen. Tatsächlich aber gibt es zwar Kinderkrankheiten, Kinderärzte und
eine elaborierte Kinderheilkunde, ebenso wie es Ärzte aller Art für die Erwachsenen gibt, die Adoleszenz aber wird
in der Medizin weitgehend ignoriert. (Vielleicht ignorieren allerdings auch die Adoleszenten die Medizin?) Betrachtet man die Adoleszenz als eine Lebensphase, in der
besonders das sexuelle Erwachen, Orientieren, Verhalten
und Erleben eine rasante Entwicklung nehmen und körperliche Veränderungen besonders rasch und einschnei-
dend geschehen, wäre also nicht ein ›Jugendlichenarzt‹,
sondern ein Arzt für männliche Jugendliche, ein anderer
für weibliche Jugendliche sinnvoll. Aus der chirurgischen
Perspektive heraus ist es interessant zu sehen, daß es in

diesem Lebensabschnitt zu bestimmten altersspezifischen Krankheiten kommt, die einer operativen Therapie bedürfen.

Weibliche Jugendliche kommen so gut wie immer über Bauchschmerzen mit der Chirurgie in Kontakt. In meiner Zeit als Krankenhauschirurg hatte ich mit keiner Patientengruppe mehr Auseinandersetzungen als mit diesen Patientinnen bzw. deren Müttern. Immer ging es dabei um die Frage der Blinddarmoperation, die von den Müttern gefordert wurde. In meiner Ausbildung hatte ich zwar gelernt, daß man lieber eine Blinddarmoperation zu viel als zu wenig durchführen solle, aber ein Großteil dieser Eingriffe wurde meinem Eindruck zufolge auch deswegen gemacht, um Streit mit den Patienten und deren Angehörigen zu vermeiden. Dabei ist zu beachten, daß die Appendizitis, die sogenannte Blinddarmentzündung, zwar in jedem Lebensalter vorkommen kann, besonders häufig aber bei Jugendlichen und da vor allem bei Mädchen.

Der folgende Fall aus dem Alltag einer chirurgischen Krankenhausambulanz in einer westdeutschen Großstadt zeigt, wie eine solche Konsultation ablaufen kann. Die Patientin ist ein 14jähriges Mädchen, das an einem Montag mit der Diagnose »rezidivierende subakute Appendizitis« eingewiesen wird. Ich ahne schon auf dem Weg zum Untersuchungsraum, was gleich auf mich zukommen wird, weil die Krankenschwester bereits über den Vater der Patientin geschimpft hat, der partout nicht im Warteraum Platz nehmen wollte, als das Mädchen sich für die Mutter als begleitende Angehörige entschied.

Zunächst werden meine Erwartungen aber nicht erfüllt: Im Untersuchungszimmer ist es ruhig, die Mutter sagt außer der üblichen Begrüßung nichts, so daß ich mich gleich der Patientin zuwenden kann. Auf der Untersuchungsliege liegt ein eingeschüchtertes mageres Wesen mit braunen fettigen Haaren und einem Gesicht voller Pubertätspickel und schaut mich ängstlich an. Bauchschmerzen habe sie seit sechs Wochen, erbrochen habe sie nicht, Stuhlgang und Wasserlassen bereiteten ihr in der fraglichen Zeit keine Probleme, früher habe sie aber schon einmal eine Nierenbeckenentzündung gehabt. Der Bauch ist weich, im Unterbauch finden sich links und rechts offenbar gleich starke Schmerzen. Das ist allerdings nicht ganz eindeutig festzustellen, da ich das Mädchen immer wieder auffordern muß, mir zu sagen, wann die Untersuchung schmerzhaft sei; wenn sie nur gelegentlich das Gesicht verziehe, könne ich mir kein Bild machen. Besonders gründlich untersuche ich die ableitenden Harnwege. Nierenlager, Harnleiterverlauf und Blasenregion sind aber gänzlich beschwerdefrei.

Nach der körperlichen Untersuchung erfolgt die Blutentnahme, auch den Urin lasse ich aufgrund der Anamnese im Labor ausführlich untersuchen. Anschließend erläutere ich dem Mädchen und der bis dahin ganz im Hintergrund gebliebenen Mutter meinen Befund und rate von einer Operation ab; die Schmerzen hätten mit dem, was landläufig als ›Blinddarm‹ bezeichnet wird, nämlich eigentlich mit dessen Wurmfortsatz, der Appendix, nichts zu tun, da ich aber im Moment auch keine schlüssige Erklärung anbieten könne, würde ich sie bitten, am Abend desselben Tages nochmals zu einer Kontrolluntersuchung zu erscheinen. Kaum habe ich geendet, beginnt die Mutter die Patientin, die jetzt einen noch verstörteren und verängstigteren Eindruck macht, wie ein kleines Kind anzuziehen; sie ist sichtlich wütend, und murmelt, daß sie selbst vor vielen Jahren, als sie noch jung war, auch viermal weggeschickt worden sei; dann habe man sie um Mitternacht operieren müssen, der ›Blinddarm‹ sei schon fast geplatzt gewesen. Als das Mädchen fertig angezogen ist, dreht sich die Mutter zu mir um und schaut mir ins Gesicht: »Ihr Ärzte wißt doch immer alles besser.« Es entsteht ein Disput, ich werde ebenfalls ärgerlich und lasse mich zum Schluß zu der Bemerkung hinreißen, daß über die stationäre Aufnahme noch immer ich zu entscheiden hätte; falls meine Entscheidung der Mutter nicht gefalle, könne sie ja ein anderes Krankenhaus aufsuchen oder sich in der kinderchirurgischen Sprechstunde anmelden. Sichtlich aufgebracht verläßt die Familie schließlich die Klinik. Die Tochter hat während der ganzen Auseinandersetzung kein Wort gesagt.

Am nächsten Morgen erfahre ich, daß das Mädchen – wieder in Begleitung beider Eltern – gegen 18 Uhr erneut in der Ambulanz erschienen war. Am darauffolgenden Tag wird sie ins OP-Programm der Kinderchirurgischen Klinik eingeschoben, nachdem die Eltern mit ihr bereits seit halb acht Uhr morgens im Wartezimmer gesessen und nach dem Chefarzt verlangt haben. An der Appendix und im übrigen einsehbaren Abdomen finden sich keine frischen, auch keine älteren Entzündungszeichen oder sonstigen pathologischen Befunde. Der Pathologe stellt, wie üblich, die Diagnose: »Chronische Appendizitis mit subakutem Schub«.

Zwar ist die Tochter die Patientin, aber sie schweigt. Die Mutter hat ihre eigenen Sorgen, und sie handelt. In diesem Familiensystem kommt der Vater nur selten und dann auch nur kurz zum Zug, nämlich wenn die Durchsetzung des Operationswunsches ansteht.

In einem anderen, ganz ähnlich gelagerten Fall geht es um eine 15jährige, die – ebenfalls an einem Montag – mit der Diagnose »chronisch-rezidivierende Appendizitis« eingewiesen wird. Im Untersuchungszimmer stehen neben der Liege, auf der ich das Mädchen vorfinde, ein Koffer und ein tragbarer Fernseher, darüber liegt ein Bademantel. Am Kopfende der Liege steht eine etwas dickliche 40jährige Frau, nervös und leicht schwitzend, die Mutter der Patientin. Sie beginnt zu sprechen, kaum daß ich das Zimmer betreten habe: Was denn das jetzt hier noch solle? Der Hausarzt sei schon seit einem halben Jahr vergeblich dabei, die Schmerzen »wegzumachen«, jetzt müsse der Blinddarm endlich raus, das Kind trete nach Weihnachten eine Lehrstelle an, bis dahin müsse alles in Ordnung sein.

Nachdem ich vorsichtig erwidert habe, daß wir in der Chirurgie eher selbständig und nach chirurgischen Kriterien entscheiden, wer operiert werden muß und wer nicht, merke ich doch rasch, daß hier mit Vorsicht nichts zu gewinnen ist. Während ich das ›Kind‹ untersuche, redet die Mutter ununterbrochen weiter. Es ist kein besonders hübsches Mädchen, aber im Gegensatz zur Mutter hat sie einen gewissen körperlichen Liebreiz; es kommt mir fast ein bißchen lächerlich vor, von einem Kind zu sprechen. Von ihrer Mutter wird sie allerdings so behandelt: Frage ich die Patientin, seit wann sie denn die Bauchschmerzen habe, antwortet die Mutter sofort: »Seit einem Jahr!« Frage ich die Patientin, wo im Bauch denn die Schmerzen seien, sagt die Mutter prompt: »Rechts unten, rechts unten!« Die Tochter schweigt. Ich habe fast das Gefühl, daß sie interessiert beobachtet, wie denn der beginnende Machtkampf zwischen mir und ihrer Mutter ausgehen werde.

Als ich die stationäre Aufnahme zur Operation ablehne, löst das bei der Patientin einen eigenartig enttäuschten Gesichtsausdruck aus. Ich komme gar nicht dazu, meine Entscheidung zu erklären, denn die Mutter verlangt bereits den Einweisungsschein zurück: Sie gehe jetzt in ein anderes Krankenhaus, vielleicht gebe es ja dort noch Ärzte, die den Kranken helfen wollten, wofür habe man jetzt fast drei Stunden hier herumgesessen!? Rasch sind alle Sachen zusammengepackt, und die Mutter verläßt wütend den Raum, die Tochter folgt.

Am nächsten Morgen berichtet der diensthabende Oberarzt in der Besprechung von einer nächtlichen Appendektomie bei einem 15jährigen Mädchen, das am Abend mit seiner Mutter in die Ambulanz gekommen sei. Die Mutter habe gleich nach dem Chefarzt verlangt und mit der *BILD*-Zeitung gedroht, die bestimmt gern über ein Krankenhaus berichten werde, in dem man den Kranken nicht helfe. Der Oberarzt meinte, er habe sich im Interesse unseres guten Rufs zur Operation entschlossen, außerdem werde das Mädchen nach dem Eingriff bestimmt keine Bauchschmerzen mehr haben, das sei in diesen Fällen immer so.

Die Diagnose des Pathologen lautet: »chronische Appendizitis«. Es ergibt sich dasselbe Bild wie im vorigen Fall: eine schweigende Tochter, eine kämpfende Mutter, ein nachgiebiger Arzt. Es wird operiert. Aber was wird da operiert?

Bei statistischen Auswertungen eines Operationsjahrgangs in meinem damaligen Krankenhaus traten folgende verblüffende Ergebnisse zutage: Obwohl normalerweise etwa zwei Drittel der an akuter Appendizitis Erkrankten männlichen Geschlechts sind, wurden in unserer Klinik, wie übrigens in allen anderen auch, zu mehr als zwei Dritteln Frauen, und hier in erster Linie Mädchen, appendektomiert. Die Mädchen und jungen Frauen, die schweigend der Auseinandersetzung zwischen Mutter und Chirurg beiwohnten, tauchten etwa zehnmal häufiger an Montagen in der chirurgischen Ambulanz auf, als dies nach dem statistischen Zufall zu erwarten gewesen wäre. Die untersuchenden Chirurgen waren zu etwa 20 Prozent häufiger junge männliche Chirurgen, als dies ihrem Anteil am ärztlichen Ambulanzpersonal entsprach. Vorsichtig formuliert: Junge männliche Chirurgen wiesen eine erhöhte Affinität zu jungen weiblichen Patientinnen mit Unterbauchschmerzen auf. Die Fehldiagnoserate bei diesen Mädchen und jungen Frauen betrug ca. 70 Prozent, während sie bei allen männlichen Patienten und bei Frauen sonstigen Lebensalters mit etwas über 20 Prozent der unvermeidbaren krankheitsimmanenten Fehldiagnoserate (10 bis 15 Prozent) nahekam. Während die Fehldiagnoserate in der Zeit des Bereitschaftsdienstes nur etwa 20 Prozent betrug, schnellte sie in der normalen Arbeitszeit auf fast 60 Prozent.

Eine Fehldiagnoserate von rund 15 Prozent ist bei der Diagnose Blinddarmentzündung, die bis heute mit keinem Mittel wirklich sicher festzustellen ist, unvermeidlich. In unserer Statistik aber ging es um Fehldiagnoseraten von über 60 Prozent, die nur weibliche Jugendliche betrafen. Es konnte sich also nur um ein Problem der Familiendynamik, des Familiensystems, und um ein Problem des ärztlichen Umgangs damit, also sozusagen des chirurgischen Systems, handeln. Mit dem simplen (trivialen) Maschinenmodell der Schulmedizin kann man diese Fälle nicht verstehen. Es ist leicht zu erkennen, daß sich der tragische Verlauf der Fallgeschichten aus der Tatsache ergibt, daß es zwischen Arzt, Patient und Angehörigen nicht zu einer Verständigung über eine gemeinsame Wirklichkeit kommt. Denn die Schulmedizin nimmt gar nicht zur Kenntnis, daß es so etwas wie individuelle Wirklichkeiten überhaupt gibt. Würden die Beteiligten davon ausgehen, daß die subjektive Wirklichkeit der Patientin aus ihrer pubertären Lebenskrise und die subjektive Wirklichkeit der Mutter aus ihrer ins Wanken geratenen Familienkonstruktion erwächst, während die subjektive Wirklichkeit des Arztes im Aufspüren und Beseitigen von organischen, ›technischen‹ Schäden besteht, dann wäre vielleicht schnell geklärt, daß hier ein Zusammenpassen, eine kommunikative Passung der Konzepte nicht möglich ist. Krisen kann man nicht operieren.

In dem Moment aber, wo die individuelle Wirklichkeit jedes einzelnen Individuums in den Mittelpunkt rückt, wäre Kommunikation notwendig. Jedes Lebewesen konstruiert sich seine Umwelt, in der es (über)leben kann; es gibt ebenso viele Welten, wie es Lebewesen gibt; und in jeder dieser Welten wird mit Hilfe von Zeichen kommuniziert. Das anzuerkennen würde eine Revolutionierung der Schulmedizin bedeuten.

In den hier beschriebenen Fällen könnte das Nachdenken über subjektive Realitäten, über Passung und kommunikative Zeichen zum Beispiel so lauten: Es sind drei Personen beteiligt. Die beschriebene auffallende Regelmäßigkeit der Art ihres Aufeinandertreffens legt die Annahme nahe, daß die Bauchschmerzen der schweigenden Tochter, das zwingende Verlangen der aggressiven Mutter und das zwar ›defensiv‹ motivierte, letztlich aber doch ebenfalls aggressive, weil invasive Operieren des Chirurgen den Grundkonflikt dieser Dreierbeziehung widerspiegeln. Es gibt also Passungen und Passungsstörungen auf vielfältigen Ebenen: zwischen Mutter und Tochter, zwischen Mutter und Chirurg, zwischen Tochter und Chirurg, zwischen den Bauchschmerzen und dem Wurmfortsatz, zwischen den Bauchschmerzen und der Operation, zwischen Assistenzarzt und Oberarzt. Die Krise selbst ist eine durch Pubertät und Adoleszenz, also durch die erwachende eigenständige Sexualität der Tochter, ausgelöste Krise der gesamten Familie, die natürlich am Wochenende eskaliert und für die spätestens am Montag eine ganz bestimmte Sorte Mann als Ausweg gefunden werden muß.

Ein Eingriff in den Unterbauch kommt auf einer symbolischen Ebene einer sexuellen Handlung (Defloration mit Geschlechts- und Schwangerschaftskontrolle), einer Strafe, einer Kastration oder einer Beschneidung nahe; diese Symbolik macht das aggressive Element im Verhalten der Mutter deutlich, das ja nach der Operation immer eine Beruhigung erfährt. Die Mütter befinden sich gerade in einer Lebensphase, in der ihnen das Erfüllen des allgemein angestrebten weiblichen Ideals (jung, schlank, glatte Haut, sexuell ansprechend usw.) immer schwerer gemacht wird. Die schweigenden Töchter wiederum, die dieses Ideal erfüllen, sind an einer Absolution für die mit ihrem sexuellen Erwachen ausgelöste Familienkrise interessiert und nehmen die Operation quasi als gerechte Strafe in Kauf. Der Begriff des »Einschnitts«, der an jedem Übergang von einer Lebensphase in die andere zu verzeichnen ist, erhält damit noch eine ganz andere Bedeutung; man könnte diese Gedanken weiterspinnen, indem man eine solche Operation, so häufig ausgeführt wie bei

uns, als zivilisierte Sonderform eines Initiationsritus auf-
faßte. Auf jeden Fall läßt sich angesichts dieser Töchter,
die stellvertretend für ihren die ganze Familie betreffen-
den Adoleszenzkonflikt operiert werden, die Chirurgie
hier als eine mißratene ›Familientherapie‹ oder, wie man
es auch nennen könnte, als eine Psychotherapie mit dem
Skalpell mißbrauchen.

Solche Überlegungen verändern die Handlungskon-
zepte und damit auch die Ergebnisse der Schulmedizin
radikal: Mit einer Umstellung des Indikationskonzepts
zur Appendektomie konnten wir in meiner damaligen
Chirurgischen Klinik die Zahl der Appendektomien von
600 auf unter 150 im Jahr, also etwa auf ein Viertel, senken; sowohl mit den hohen Fehldiagnoseraten als auch
dem hohen Anteil der jugendlichen Patientinnen hatte es
damit ein Ende.

Eine entsprechende, immer wiederkehrende Fallkonstel-
lation bei männlichen Jugendlichen gibt es in der Chirurgie nicht. Während Frauen sich in ihren Lebenskrisen –
wenn sie sich denn in die Hände von Chirurgen begeben –
mit Blinddarmoperationen, Gallenblasen-, Eierstock-
und Gebärmutterentfernungen usw. grundsätzlich Eingriffen in den Bauchraum unterziehen, handelt es sich bei
Männern, wenn überhaupt, eher um Operationen am
Bewegungsapparat. Männliche Jugendliche sind über-
durchschnittlich häufig Unfallpatienten, woraus sich eine
Arbeitshypothese ergibt: So wie sich der abwegige Lö-
sungsversuch der Adoleszenzkrise bei jungen Frauen über
Bauchschmerzen und unnötige Blinddarmoperationen
im chirurgischen Alltag abbildet, gibt es bei jungen Männern verwandte Vorgänge im Zusammenhang mit sport-

lichen Gruppenaktivitäten oder dem Straßenverkehr. Dabei spielen Motorradunfälle eine besondere Rolle.

Eine solche Hypothese wird sowohl durch eigene Erfahrungen als klinisch tätiger Chirurg als auch durch soziologische Untersuchungen bestätigt; längst ist das Phänomen bekannt, daß männliche Jugendliche ihren eigenen Körper als Austragungsort für ihre adoleszenten Konflikte benutzen (vgl. King 2003). Neuere Expertisen über die Straßenverkehrssicherheit in Deutschland haben festgestellt, daß die 18- bis 23jährigen die zentrale Risikogruppe im Straßenverkehr darstellen und in dieser Altersgruppe fast 70 Prozent der Unfälle von Männern verursacht werden. Die meisten der schweren Unfälle mit tödlichen Folgen geschehen dabei am Wochenende. Daß sich eine solche Statistik in der unfallchirurgischen Arbeit widerspiegelt, ist selbstverständlich. Dabei ist der zuständige Chirurg manchmal fassungslos angesichts des Verhaltens und der Einstellung der Patienten. Ein Beispiel:

»Ein 16jähriger Schüler erwirbt von seinem Freund ein Mofa, weil dieser wegen unfallbedingten Beinverlustes auf die Weiterbenutzung des Fahrzeugs verzichten muß. Er selbst kollidiert bereits einige Wochen später mit einem Personenkraftwagen, dabei wird ein hinten aufsitzender Kamerad tödlich verletzt, während er selbst einen drittgradig offenen Oberschenkelbruch erleidet. Wegen nachfolgender Gasbrandinfektion muß eine sehr hohe kunstlose Oberschenkelamputation vorgenommen werden. Durch diesen Notfalleingriff und über längere Zeit hinweg sich erstreckende Behandlung in der Sauerstoffüberdruckkammer gelingt es, die Lebensgefahr abzuwenden. Nach der letzten Behandlung in der Sauerstoffüberdruckkammer erklärt die Anästhesistin gegenüber dem besorgt wartenden Vater, ›daß er es wahrscheinlich geschafft habe‹. Der Vater läßt dem Sohn durch die Anästhesistin ausrichten, wie glücklich er über diese Mitteilung sei. Antwort des gerade dem Tode Entronnenen: ›Mein Vater wird nicht mehr so glücklich sein, wenn ich ihn darum bitte meinen ›Bock‹ baldigst wieder in Ordnung bringen zu lassen.‹« (Börner u. a. 1982)

Die Adoleszenz ist eine Krise, aber per se noch keine Katastrophe, sondern zunächst nur ein notwendiger Schritt auf dem Weg zum Erwachsenwerden. Sie ist allerdings mit so starken körperlichen Veränderungen der Selbst- und Fremdwahrnehmung verbunden, daß beim Aufbrechen von Konflikten oder gar Katastrophen in dieser Phase der Körper und seine Möglichkeiten ins Zentrum des Geschehens rücken. Im Fall des 16jährigen Mofafahrers liegt die Annahme nahe, daß es bereits vor dem Unfall schwerste biographische Brüche gegeben hat, die sein risikosuchendes Verhalten bestimmten und nach dem Unfall offenbar unverändert weiter bestanden, woran auch der Tod des Freundes und der Verlust eines ganzen Beins nichts wirklich ändern konnten. Solche jugendlichen Patienten hadern massiv mit ihrem Schicksal, nehmen es aber nicht in die Hand. Sie suchen nach Schuldigen für den Unfall, und wenn es diese nicht gibt, muß eben ein ›Ölfleck‹ am Unfallort als Erklärung herhalten. Diese Patienten sind im Krankenhausalltag eine Qual für das medizinische Personal. Sie sind ständig unzufrieden mit dem Heilverlauf, mit dessen Langsamkeit und Schmerzhaftigkeit. Nichts kann man ihnen recht machen. Sie sehen ihre Umgebung als feindlich oder aber, ob Ärzte, Schwestern, Physiotherapeuten oder Psychologen, als Versager an. Wie störrische Kleinkinder bestehen sie auf der

Pflicht der anderen, ihre Gesundheit wiederherzustellen. Ein eigenes Mittun ist ihnen dabei fremd. Gespräche über die neue Situation werden verweigert, auffallend häufig auch von der Familie des Verletzten, die viel Zeit am Krankenbett verbringt und typischerweise in die Klagen und Vorwürfe über die nicht ausreichende medizinische und pflegerische Versorgung einstimmt.

Wenn sich dann herausstellt, daß der eigene Zustand, wie er vor dem Unfall war, nicht wiederhergestellt werden kann – etwa nach einer Beinamputation –, bestehen diese Patienten darauf, daß wenigstens das Motorrad repariert wird: als Zeichen einer scheinbar nach wie vor bestehenden Möglichkeit, das eigene Leben wie bisher fortzusetzen. Keinerlei Gedanken werden hingegen darauf verwendet, ob vielleicht die Wohnung umgebaut, der Arbeitsplatz gewechselt oder gar das ganze Leben mit den persönlichen Beziehungen geändert werden müßten.

Ein völlig anderer Verlauf einer derartigen Krise ist mir als ebenfalls typische, aber sehr viel hoffnungsvollere Fallgeschichte aus meiner Zeit als unfallchirurgischer Stationsarzt zu Beginn der achtziger Jahre in Erinnerung geblieben. An einem Morgen war ein Patient von der Intensivstation zu uns verlegt worden. Die Stationsschwester bedeutete mir, ich solle doch recht bald einmal nach ihm sehen. In dem Dreibettzimmer fand ich einen 19jährigen jungen Mann vor, schmächtig, immer wieder schluchzend, das rechte Bein in einem Extensionsgestell fixiert (Oberschenkelhalsfraktur), das linke Bein im oberen Unterschenkeldrittel mehrfach gebrochen und operiert (Verplattung und Verschraubung). Der linke Unterarm war ebenfalls gebrochen und, da man die Osteosynthese nicht stabil hatte durchführen können, noch im Gips. Der

Körper war von Schürfungen und Rißwunden übersät, und besonders am Kopf und im Gesicht war eine Reihe von Defektwunden und Wundnähten zu sehen. Der Junge war wach und lag wie apathisch im Bett. Er war vor drei Wochen an einem Freitagabend allein mit dem Motorrad unterwegs gewesen und hatte einen Unfall ohne Fremdbeteiligung erlitten. An diesem Tag konnte ich mir zwar ein ›chirurgisches‹ Bild von ihm machen, aber er sprach nicht mit mir, antwortete nicht auf Fragen, auch nicht auf Fragen nach Schmerzen oder anderen Symptomen. Tröstenden Worten war er nicht zugänglich.

In den folgenden Tagen änderte sich diese Situation nicht. Die Wunden heilten langsam, ohne weitere Komplikationen. Die Extension konnte nach drei Wochen abgebaut und entfernt werden, ebenso wie der Gipsverband am Arm. Zum erstenmal konnte er sich auf den Bettrand setzen, die Krankengymnastik wurde intensiviert. Immer wieder erzählten mir Schwestern, Pfleger und Krankengymnastin, wie schwer es war, mit dem jungen Mann in Kontakt zu kommen. Er sprach zwar inzwischen, aber wenig, nur das Nötigste. Unter der Woche kamen manchmal seine Eltern vorbei, meistens nur die Mutter; sehr viel Besuch von jungen Leuten erhielt er dann aber an den Wochenenden, so daß sich seine Bettnachbarn über den ›Auflauf‹ schon beschwerten. Aber auch danach war er immer niedergeschlagen, bedrückt und in sich gekehrt.

Nach weiteren zwei Wochen, während eines recht ruhigen Nachtdienstes, mußte ich am späten Abend einem seiner Zimmernachbarn eine Spritze geben. Zum erstenmal sah ich den Jungen am Tisch sitzen. Ich gesellte mich zu ihm, was mir zunächst einen erstaunten Blick einbrachte, und fragte ihn nach seiner Arbeit, nach Familie und Freundin. »Sie können mir sowieso nicht helfen«, sagte er. »Ich kann aber zuhören.« Wieder dieser erstaunte Blick. Dann brach es aus ihm heraus. Er wohne noch zu Hause bei seinen Eltern, das dritte von vier Kindern, die Geschwister seien alle schon abgehauen. Sein Vater sei ein Despot und habe ihn gezwungen, eine Lehrstelle als Kfz-Mechaniker anzutreten, obwohl er immer Chemielaborant werden wollte. Seine Mutter sei dem ständigen Krach zwischen ihm und seinem Vater nicht gewachsen und dauernd krank. Er habe eine Freundin, aber die dürfe er nicht mit nach Hause bringen, sie sei noch nicht ganz 17 Jahre alt. Deswegen würden auch ihre Eltern »nix erlauben«. An dem Freitag, als das mit dem Unfall passiert sei, habe es gerade wieder großen Streit zu Hause gegeben, er sei auf dem Weg zu seiner Freundin gewesen, um mit ihr ins Jugendzentrum zu gehen.

Bei der Vorstellung, der Unfall hätte gar mit seiner Freundin auf dem Rücksitz passieren können, fing er immer wieder bitterlich an zu weinen und war gar nicht zu beruhigen. Die Mitpatienten, zwei etwa 40jährige Männer mit vergleichsweise einfachen Unfällen, mischten sich immer wieder ins Gespräch ein, wollten »dem Vater eins aufs Maul« hauen, trösteten ihn (»Sie hat doch gar nicht mit auf dem Bock gesessen, sei doch froh!«) und boten ihm Hilfe bei der Suche nach einer neuen Lehrstelle an (»Du mußt dein Ding machen, den Alten mußt du abhängen, das war bei uns auch nicht anders damals!«). Als er dann noch erzählte, daß er sein Lehrlingsgehalt bis auf 150 Mark zu Hause abliefern müsse, so daß er nun nicht einmal genug Geld habe, um seine Freundin anzurufen, gaben ihm beide die Erlaubnis, ihr Telefon am Bett zu benutzen: »Warum hast du denn nicht schon früher mal was gesagt?«

Ich wurde zu einem Notfall gerufen und verabschiedete mich mit dem Hinweis, ihm vielleicht helfen zu können. Am nächsten Tag redete ich mit der Sozialarbeiterin unseres Krankenhauses, die versprach, sich darum zu kümmern. Bei den folgenden Visiten war der Junge mehr und mehr verändert, lächelte manchmal, ließ sich helfen, sagte Bescheid, wenn er etwas brauchte. Er telefonierte viel; zwar ließen die Besucherströme nach, aber seine Freundin sah ich regelmäßig.

Nach weiteren vier Wochen war das Bein endlich voll belastbar, und er konnte beginnen, ohne Gehstöcke zu gehen. Es traten keine chirurgischen Komplikationen auf. Als ich bei einer der letzten Visiten – er war jetzt schon fast drei Monate auf meiner Station – auf die bevorstehende Entlassung zu sprechen kam, stellte sich heraus, daß er inzwischen eine neue Lehrstelle hatte (als Chemielaborant) und vom Krankenhaus aus direkt in eine kleine Wohnung ziehen wollte, die er durch Vermittlung eines seiner Bettnachbarn gefunden hatte. Vor seinem Vater habe er keine Angst mehr. Er machte einen sehr ruhigen Eindruck, als ob er sich auf das freute, was nun auf ihn zukam.

Solche Fälle habe ich mehrfach erlebt. Der schwere Unfall, die Intensivstation, der lange Krankenhausaufenthalt, die schlagartige, unbeeinflußbare Veränderung des bisherigen sozialen Gefüges ermöglichen eine Art Katharsis und führen mitunter zu einer kompletten Neuorganisation des Lebens. Durch den Unfall wird der jugendliche Lebensentwurf auf katastrophale Weise dekonstruiert, und es folgt eine Neu-Konstruktion, in die die vielen

Passungsstörungen, einschließlich derjenigen in der Familie und am Arbeitsplatz, radikal einbezogen werden. Die Frage liegt nahe, ob ein solcher Unfall auch Positives zu bewirken vermag. Die Antwort auf diese Frage könnte so lauten: Wenn der Unfall schon passieren mußte, dann möge er doch wenigstens zu einer Katharsis, zu einem positiven Neubeginn führen. Dazu muß der Patient auf Kräfte und Ressourcen zurückgreifen, die in ihm, aber auch in seiner gesamten Umgebung – bei den Bettnachbarn, in der Beziehung, bei seinem behandelnden Arzt – zu finden sein können.

Die Chance zur Katharsis kann allerdings auch ungenutzt verstreichen, insbesondere dann, wenn nur die chirurgische Wiederherstellung der trivialen Maschine Körper im Mittelpunkt der Behandlung steht und die Bearbeitung der psychosozialen Unfallfolgen gar nicht oder nur nebenbei von Interesse ist, aber auch dann, wenn die biographischen Voraussetzungen des unfallverletzten Jugendlichen – wie im ersten Fall – eine wie auch immer geartete Reflexion, wenigstens eine Nachdenklichkeit, gar nicht zulassen.

Für das typische Risikoverhalten in der männlichen Adoleszenz, in der kurzfristige Erlebnisse von Größe und Allmacht wichtiger zu sein scheinen als Ängste vor den möglichen katastrophalen Folgen in Grenzsituationen, eignet sich die Bezeichnung Ikarus-Phänomen. Ikarus hatte bekanntlich die Warnungen seines Vaters Dädalus ignoriert und war beim Fliegen der Sonne zu nahe gekommen, wodurch das Wachs, das die Federn seiner Flügel zusammenhielt, schmolz. Er stürzte ab, fiel ins Meer und ertrank.

Die Schulmedizin, einschließlich der Chirurgie, kennt keinen besonderen altersspezifischen Umgang mit adoleszenten Patienten. Aus dem Konzept der trivialen Körpermaschine heraus kann ein solcher Umgang auch nicht entwickelt werden, obwohl er dringend nötig wäre – auch wenn nicht jedes adoleszente Mädchen am Wochenende Bauchschmerzen bekommt, um am Montag appendektomiert zu werden, und nicht jeder adoleszente Junge sich am Wochenende mit seinem Motorrad zum Krüppel fährt.

Ob es nach einem so einschneidenden Erlebnis wie dem Überleben eines durch Motorradunfall verursachten Polytraumas bei den betroffenen jungen Männern zu einer Fortsetzung des narzißtischen und selbstzerstörerischen Höhenflugs (›typisch männlich‹) oder zu einer Katharsis und einem Neuanfang kommt, hängt neben den individuellen und biographischen Voraussetzungen der Verunfallten sicher zum Teil auch davon ab, ob dem jugendlichen Patienten in dieser Richtung Angebote gemacht und Hilfen gegeben werden, im günstigen Falle schon während des zum Teil mehrmonatigen Krankenhausaufenthalts. Ob es nach einem so einschneidenden Erlebnis wie dem Überstehen einer im engeren Sinne unnötigen Appendektomie bei den betroffenen Mädchen und jungen Frauen zur Fortsetzung einer sich auf den Bauch konzentrierenden Operationskarriere (›typisch weiblich‹) oder zu einer Katharsis und einem Neuanfang kommt, ist nicht nur von der Jugendlichen und ihrer sozialen Umgebung, sondern gleichermaßen auch von der Ausrichtung, dem Paradigma, der Medizin abhängig, in die sich solche Menschen mit ihren Problemen vertrauensvoll hineinbegeben.

Der Umgang mit diesen weiblichen und männlichen Jugendlichen hat mich in meiner Ausbildung zum Chirurgen oft verunsichert. Die technische Perfektion, die ich mit immer mehr Blinddarm- und Knochenbruchoperationen erlangte, blieb letztlich unbefriedigend und ermöglichte mir keine ärztliche, sondern eben nur eine technische Tätigkeit. Manchmal sprachen meine chirurgischen Ausbilder auch von einer Placebo-Operation. Sie meinten damit, daß man mit der eigentlichen Operation eigentlich nichts veränderte oder verbesserte, daß ihrer Erfahrung nach aber eine solche Operation dennoch eine Besserung hervorrufen konnte. Das vergrößerte meine Verunsicherung nur noch mehr, und als ich, das dualistische Menschenbild im Kopf, verstehen wollte, was eigentlich ein Placebo ist, machte ich erstaunliche Entdeckungen. Placebos wurden bei der Visite regelrecht verordnet, so wie andere Medikamente auch. Der Medikamentenschrank im Stationszimmer enthielt rote, blaue und weiße Placebos als Tabletten. Und ich entdeckte die Bedeutungserteilung.

6. Placebo:
Das Geheimnis der Bedeutungserteilung

Penicillin ist ein Medikament, das weiß jeder. Auch wenn ein Glas Wasser im richtigen Moment viel Gutes bewirken kann, würde niemand behaupten, Wasser sei ein Medikament. Ein paar Stücke Würfelzucker können im Notfall, wenn ein Diabetiker in eine Unterzuckerung abzurutschen droht, Leben retten. Ist Zucker ein Medikament? Was ist der Unterschied zwischen Penicillin auf der einen Seite und Wasser und Zucker auf der anderen?

Die Verwirrung nimmt zu, wenn man ein Medikament simuliert. In die gleiche rotglänzende Kapsel, in der sich normalerweise ein wirksames Medikament befindet, wird ein neutrales Pulver, etwa Zucker, gefüllt, das bei der Verabreichung beeindruckende Wirkungen hervorrufen kann. Dafür hat sich der Begriff des Placebos (lateinisch: ich werde gefallen) eingebürgert. In einem allgemeinen Lexikon finden sich unter diesem Stichwort verschiedene Synonyme und Erklärungen: Scheinmedikament, Leermedikament, einem Arzneistoff nachgebildetes Präparat, das keine Wirkstoffe enthält. Es wird auch angegeben, man könne durch die Anwendung von Placebos die subjektiv-psychische von der objektiv-pharmakologischen Wirkung eines Arzneimittels unterscheiden. Befragt man ein medizinisches Lexikon, so erfährt man, daß mit einem Placebo jede Wirkung einer therapeutischen Maßnahme (also nicht nur chemischer Stoffe) gemeint ist, die nicht durch physikalisch-chemische Mechanismen erklärt werden kann; der präzisere Terminus dafür lautet Placebo-Effekt.

Es gibt also Medikamente, die einen Wirkstoff enthalten und eine Wirkung hervorrufen, und es gibt offensichtlich auch Scheinmedikamente, die keinen Wirkstoff enthalten, aber genauso wie ein Medikament eine Wirkung entfalten – manchmal natürlich aber auch nicht –, obwohl es nach chemischen und physikalischen Gesichtspunkten nicht zu erwarten wäre. Daraus folgt, daß neben chemischen Stoffen und physikalischen Einflüssen noch andere Mechanismen existieren müssen, die ähnlich starke Auswirkungen haben können.

Es wird noch komplizierter: Jeder Arzt ebenso wie jeder Patient weiß, daß ein Medikament auch schaden kann. Verharmlosend werden solche Vorgänge als Nebenwirkungen bezeichnet, obwohl sie manchmal für den betroffenen Patienten die Hauptwirkungen darstellen. Man sollte sie also besser ›unerwünschte‹ im Unterschied zu den ›erwünschten‹ Wirkungen nennen. Da auch Scheinmedikamente nachteilige und schädliche Prozesse auslösen könnten, müßte man diese dementsprechend Nocebos (lateinisch: ich werde schaden) nennen.

Und es wird noch komplizierter: Manchmal bleibt bei der Verabreichung von hochwirksamen chemischen Stoffen nicht nur die erwartete und erwünschte Wirkung aus, sondern es kommt sogar zum Gegenteil dessen, was die naturwissenschaftlichen Erkenntnisse eigentlich zwingend als Wirkung vorausgesagt hätten. Wenn man nun diese Überlegungen nicht nur auf die Wirkung der chemischen Stoffe (Medikamente) konzentriert, sondern alle möglichen Eingriffe, Operationen und andere medizinische Verrichtungen mit einbezieht, stellt sich bald die Frage: Was ist eigentlich die Ursache dafür, daß eine therapeutische Maßnahme etwas bewirkt?

Wäre der menschliche Körper die triviale Maschine, die Gegenstand der Schulmedizin ist, würde sich diese Frage gar nicht ergeben: Die Wirkung von Medikamenten wäre fehlerfrei voraussehbar und chemisch bzw. physikalisch eindeutig zu erklären. Statt dessen gibt es nun aber vier Möglichkeiten. Erstens: Ein wirksamer Stoff (Medikament) wird verabreicht, die erwartete Wirkung tritt ein. Zweitens: Ein wirksamer Stoff (Medikament) wird verabreicht, die erwartete Wirkung tritt nicht ein, sondern unerwarteterweise das Gegenteil. Drittens: Ein unwirksamer Stoff (Scheinmedikament) wird verabreicht, es tritt eine Wirkung wie bei einem ›echten‹ Medikament ein. Viertens: Ein unwirksamer Stoff (Scheinmedikament) wird verabreicht, es tritt keine Wirkung ein, genau wie Chemie und Physik das erwarten lassen.

Möglichkeit 1: echter Wirkstoff, echte Wirkung
Es gibt Stoffe, die die Darmtätigkeit beeinflussen, sie wirken im sogenannten vegetativen Nervensystem. Ein besonders anregendes Medikament heißt Prostigmin. Wenn man dieses Medikament gibt, beginnt der Darm heftig zu arbeiten, von einer bestimmten Dosis an folgen Krämpfe und Durchfall. So steht es im Lehrbuch geschrieben. Das ist das typische Beispiel für den Normalfall, den wir alle verstehen: Es wird etwas verabreicht, und die erwartete Wirkung tritt ein.

Ein anderes Beispiel sind Stoffe, die den Kreislauf, die Herzfrequenz und den Blutdruck beeinflussen, also ebenfalls das vegetative Nervensystem. Zu ihnen gehört das Adrenalin; wird es gegeben, steigt die Herzfrequenz, aber auch der Blutdruck, ganz nach Lehrbuch.

Möglichkeit 2: echter Wirkstoff, keine oder unerwartete, gegenteilige Wirkung

Nehmen wir das Beispiel des oben erwähnten ›Darmantreibers‹ Prostigmin. Schon 1947 berichteten die amerikanischen Wissenschaftler Wolf und Wolff von ihrem Laborgehilfen Tom. Dieser hatte sich als Neunjähriger seine Speiseröhre mit heißer Suppe so schwer verbrannt, daß sie völlig vernarbte und er nichts mehr schlucken konnte. Es mußte also ein künstlicher Mageneingang, eine sogenannte Fistel, geschaffen werden; bei einer solchen Operation wird die Magenwand von innen an die Bauchwand herangezogen, mit dieser direkt vernäht und anschließend eröffnet. Jetzt kann man die Nahrung mit Hilfe eines Katheters direkt in den Magen einfüllen.

In die Fistel von Toms Bauchwand wuchs von innen her Magenschleimhaut ein, so daß eine Öffnung von 3 cm Durchmesser entstand, durch welche die Magenschleimhaut sichtbar war. Als Wolf und Wolff auf dieses Stück der Magenschleimhaut Prostigmin tropfen ließen, reagierte Tom erwartungsgemäß mit Krämpfen und Durchfall. In einem zweiten Versuch ließen sie aber ein Placebo auf die Magenschleimhaut tropfen, und siehe da, das Placebo löste die gleichen Symptome aus. In einem nächsten Schritt wurde Atropin benutzt, das normalerweise zu einer Lähmung des Magens führt, also ein ›Darmbremser‹ mit der gegenteiligen Wirkung von Prostigmin ist. Trotzdem kam es bei Tom erneut zu Krämpfen und Durchfall. Eine geheimnisvolle ›interpretierende Instanz‹ hatte Toms Erfahrungen mit Prostigmin zuerst auf das Placebo übertragen und dann sogar dem Atropin eine Bedeutung erteilt, die dem chemischen Effekt dieser Substanz völlig entgegengesetzt war.

Ebenfalls unter Punkt 1 bereits erwähnt wurde das den Blutdruck erhöhende Mittel Adrenalin. In einer Versuchsanordnung erhielt ein Hund ein blutdrucksenkendes Mittel. Dabei ertönte immer ein lautes Signal, so daß für den Hund Spritze und Signalton zusammengehörten. Nachdem man das einige Male gemacht hatte, gab man dem Hund mit der Spritze aber kein blutdrucksenkendes Mittel mehr, sondern Adrenalin; der Signalton blieb der gleiche. Obwohl Adrenalin den Blutdruck ganz unmittelbar enorm erhöhen kann, kam es jedoch nun statt des zu erwartenden Blutdruckanstiegs zu einem Blutdruckabfall! Der Hund hatte also auf irgendeine geheimnisvolle Weise gelernt, daß nicht nur Spritze und Signalton, sondern Spritze, Signalton und fallender Blutdruck zusammengehören. Der Effekt eines eindeutig wirkenden Medikaments konnte durch eine konstante Umgebungskonstruktion und durch Gewöhnung in sein Gegenteil verkehrt werden. Wieder muß man eine geheimnisvolle ›interpretierende Instanz‹ annehmen, die so mächtig wirken kann, daß Physik, Chemie und Pharmakologie auf den Kopf gestellt werden.

Möglichkeit 3: Scheinwirkstoff, unerwartet ›echte‹ Wirkung
Eine neuseeländische Forscherin ließ an Studenten Tonic-Water ausschenken, sagte aber jedem zweiten Studenten, es handele sich um Wodka-Tonic. Nach einiger Zeit und einiger Trinkmenge überprüfte sie bei beiden Gruppen das Gedächtnis, das Urteilsvermögen und andere körperliche Funktionen. Diejenigen, die im Glauben gewesen waren, Wodka getrunken zu haben, zeigten typische Symptome der Trunkenheit: Sie hatten Gleichgewichtsstörungen, manche auch Sprachstörungen, sie waren leichter zu

verunsichern und konnten sich auf ihr Gedächtnis nicht verlassen. Man hatte die Studenten allein durch die Aussage, daß sie ein hochprozentiges alkoholisches Getränk erhalten hatten, in einen Alkoholrausch versetzen können (vgl. Assefi/Garry 2003). Die ›interpretierende Instanz‹ hat also die Macht, unwirksamen Stoffen eine kräftige Wirkung zuzuordnen.

Einen ähnlichen Effekt kann man mit der sogenannten Placebo-Chirurgie, mit Schein-Operationen, erreichen. Schließlich regt kaum etwas die Phantasie von Patienten so sehr an wie die Vorstellung, operiert zu werden oder operiert worden zu sein. In jüngster Zeit sind verschiedene Experimente bekannt geworden, die die Wirkung von operativen Eingriffen in neuem Licht erscheinen lassen. So wurde zum Beispiel von dem texanischen Wissenschaftler Moseley in Houston der folgende Versuch vorgenommen: Patienten mit fortgeschrittener Kniegelenksarthrose wurden operiert. Das häufigste Vorgehen besteht bei dieser Erkrankung in einer Gelenkspiegelung, wobei man das Kniegelenk mit reichlich Wasserlösung spült, um anschließend mittels rasiermesserscharfer Instrumente die defekte Knorpeloberfläche im Gelenk zu glätten. Die 180 Patienten wurden in drei Gruppen eingeteilt. Die erste Gruppe erhielt die übliche Gelenkspülung mit Knorpelglättung, die zweite Gruppe erhielt nur eine Gelenkspülung, und bei der dritten Gruppe wurde die Operation komplett simuliert, d. h., die Spülung und Glättung wurden durch eine plätschernde und surrende Geräuschkulisse vorgetäuscht, an den entsprechenden Stellen wurden aber die typischen, einen Zentimeter langen Hautschnitte gesetzt und vernäht. Das Ergebnis der in den folgenden zwei Jahren durchgeführten Nachuntersuchungen lautete: In allen drei Gruppen berichteten Patienten von einer Abnahme ihrer Beschwerden. Darüber hinaus bestand weder in der Beweglichkeit des Kniegelenkes noch in der Besserung der Schmerzhaftigkeit ein Unterschied zwischen den Gruppen. Kann man den fehlenden Unterschied vielleicht noch auf die fragliche Wirksamkeit der Operation zurückführen, so können die tatsächlich eingetretenen Besserungen doch nur mit einem starken Placeboeffekt der Operation erklärt werden.

Mit ähnlich eingerichteten Untersuchungen konnte der gleiche Effekt bei der Behandlung von Gefäßverschlüssen des Herzens mit einem Laserkatheter (vgl. Stone 2002) und bei der Behandlung von Bauchschmerzen durch Bauchspiegelungen mit Spülungen und Lösung von Verwachsungen (vgl. Swank 2003) nachgewiesen werden. Die eigentliche Sensation besteht bei all diesen Studien nicht darin, daß sich kein signifikanter Unterschied zwischen den wirklich operierten Patienten und den nur zum Schein operierten Patienten fand, sondern daß es in beiden Gruppen zu einer meßbaren Besserung des Gesundheitszustands kam – am Knie, am Herzen, im Bauch! Sind Operationen also mit einer heilenden Aura verbunden, sind Ärzte, speziell Chirurgen, wandelnde Placebos?

Möglichkeit 4: Scheinwirkstoff, keine Wirkung
Hier bewegen wir uns wieder auf bekanntem Terrain: Die Voraussagen der Schulmedizin treten ein, Physik und Chemie funktionieren wie erwartet. Man gibt Studenten Tonic-Water, und obwohl man es als Wodka-Tonic ausschenkt, tritt keinerlei Wirkung ein. Beispiele für die Gabe eines Placebos ohne jeden Effekt könnte man endlos aufzählen.

Die Schulmedizin kann mit ihrer Vorstellung vom Menschen als trivialer Maschine nur die beiden Möglichkeiten erklären, bei denen das eintritt, was zu erwarten war: Ein Wirkstoff wird gegeben, die entsprechende Wirkung tritt ein. Oder es wird kein Wirkstoff gegeben, und es kann auch keine Wirkung festgestellt werden. Erklärungsideen für die beiden anderen Möglichkeiten gibt es in diesem Modell hingegen nicht, sie sind der Schulmedizin fremd und suspekt, obwohl sie von ihr jeden Tag tausendfach eingesetzt werden.

Im Falle der unerwarteten Wirkung von Atropin (Laborgehilfe Tom) und Adrenalin (Versuchstier Hund) muß etwas geschehen sein, was es bei zweigliedrigen Ursache-Wirkungs-Maschinen nicht gibt, bei denen auf eine bestimmte Ursache immer die gleiche Wirkung folgt. Etwas Drittes muß dem Wirkstoff eine Bedeutung erteilt haben; damit kommen die Zeichen ins Spiel, mit denen Tom bzw. der Hund den Wirkstoff verbunden haben, die Zeichen also, mit denen der Wirkstoff in den Organismus transportiert worden ist und die offenbar so mächtig sind, daß sie die Auswirkungen des Stoffs in ihr Gegenteil verkehren können. Ein solcher Vorgang läßt sich nur dadurch erklären, daß ein Lebewesen allem, was es in seiner Umgebung wahrnimmt, und besonders jedem Zeichen, das es aus der Konstruktion seiner Lebenswelt heraus aktiv oder passiv aufnimmt, eine Bedeutung erteilt. Die Bedeutungserteilung ist der entscheidende Vorgang, der über die Entfaltung einer Wirkung entscheidet. Ein Lebewesen funktioniert demnach nicht wie eine zweigliedrige, technische Maschine, sondern wie eine dreigliedrige, eine lebendige ›Maschine‹. Das dritte Glied zwischen Ursache und Wirkung entsteht durch die Interpretation der Zeichen, durch die Bedeutungserteilung. In Toms Fall funktioniert das Atropin (eigentlich darmlähmend) also als ein bloßes Vehikel für die Bedeutung eines Zeichens als Wirkprinzip (Erbrechen).

Vor diesem Hintergrund kann man sich den Untersuchungsergebnissen mit mehr Verständnis nähern: Jede therapeutische Intervention und die dadurch ausgelöste Wirkung enthalten sowohl einen physiko-chemischen Anteil als auch einen Anteil, der sich durch Bedeutungserteilung ergibt. Die interessante Frage ist im Einzelfall also nicht, ob solche Anteile existieren – daran besteht kein Zweifel –, sondern statt dessen, wie groß der jeweilige Anteil ist. Eine starke und anhaltende therapeutische Wirkung kann nur entstehen, wenn die physiko-chemische Wirkung und die Wirkung durch Bedeutungserteilung in die gleiche Richtung zielen. Zielen sie jedoch in gegenteilige Richtungen, entstehen gar keine, unvorhergesehene oder absurde Wirkungen. Natürlich hat der Vorgang der Bedeutungserteilung selber auch physikalische und biochemische Grundlagen, die derzeit durch Erkenntnisse in der modernen Neurobiologie erstmals transparent zu werden beginnen.

Wenn man das alles verstanden hat, löst sich der Begriff des Placebos in nichts auf. Benutzt man ihn dennoch, ist man ein weiteres Mal in die Dualismusfalle der Schulmedizin geraten, die den fundamentalen Vorgang der Bedeutungserteilung ignoriert und sich aus den daraus resultierenden Erkenntnisproblemen zu retten versucht, indem sie – allerdings ohne Erfolg – auf der strengen Trennung von Körper und Psyche beharrt. Natürlich ist die fundierte Kenntnis der physiko-chemischen Wirkungen (der trivialen Maschine) Voraussetzung jeder ärztlichen Tätigkeit. Ärztliches Können, die Heilkunst, basiert aber außerdem und genauso grundsätzlich auf einem ebenso fundierten Wissen über die Macht und die Mechanismen der Bedeutungserteilung (nicht-triviale Maschine), und wie sie gezielt und dosiert therapeutisch eingesetzt werden können. Ärzte setzen diese nicht-trivialen Wirkmechanismen täglich tausendfach ein, absichtlich oder unabsichtlich, aber immer mit der Idee, dem Patienten zu nützen. Oder anders gesagt: Wenn Ärzte in Krankenhäusern und Arztpraxen sich mit dem Beginn ihrer Berufstätigkeit weiter stur an das dualistische Konzept der Schulmedizin halten würden, das die universitäre Medizin und die Mediziner-Ausbildung beherrscht, dann wäre der ärztliche Alltag ein noch größeres Trauerspiel.

Noch einmal zusammengefaßt: Bei allen Lebewesen, daher auch beim Lebewesen Mensch, funktioniert die Kommunikation mit Hilfe von Zeichen. Semiotisch interpretiert, ist das Atropin, das eigentlich darmlähmend wirkt, bei dem Laborgehilfen Tom bloßes Vehikel für die Bedeutung eines Zeichens als Wirkprinzip (Erbrechen). Diese Bedeutung wurde dem Vehikel durch eine innere Instanz aufgeprägt, die wir nicht ohne weiteres erkennen oder durchschauen können. Statt des mechanischen Modells des ›offenen‹ Systems mit den zwei Gliedern Ursache und Wirkung haben wir es mit dem dreigliedrigen Modell eines ›geschlossenen‹ Systems zu tun. Geschlossen heißt das dreigliedrige System deswegen, weil es niemandem wirklich gelingen kann, den Prozeß der Bedeutungserteilung in einem anderen Lebewesen zu erkennen und nachzuvollziehen. Dieses Erkennen ist in Wirklichkeit nur ein Interpretieren der Zeichen, die aus dem geschlossenen System heraustreten und für das Gegenüber sichtbar werden. Bei diesem Interpretationsvorgang kann man entweder das Richtige treffen (Passung) oder sich irren (Passungsstörung). Deswegen nennt man im Konstruktivismus das Gegenüber eine Black Box.

Im dreigliedrigen Modell hat das Vehikel als erstes Glied die Aufgabe, die Empfängerorgane des Organismus zu reizen. Der Interpretant als zweites Glied prägt dem Reiz eine Bedeutung auf, die als drittes Glied die Reaktion auslöst. Das Ganze entspricht einem kreisförmigen Geschehen, das man Funktionskreis nennt. In ihm ist die Produktion des ›Merkmals‹ Aufgabe der Sinnesorgane, die des ›Wirkmals‹ aber Aufgabe der Bewegungsorgane. Wenn wir die Tätigkeit der Sinnesorgane psychologisch, die der Bewegungsorgane aber physikalisch interpretieren, haben wir dieses kreisförmige Geschehen wieder in zwei nicht zusammenpassende Hälften auseinandergerissen und stecken erneut in der Dualismusfalle fest.

Was also den Unterschied zwischen der Schulmedizin und einer Humanmedizin ausmacht – oder den Unterschied zwischen dem zweigliedrigen Denkmodell der trivialen Maschine und dem dreigliedrigen –, ist die Bedeutungserteilung. Das ist die grundsätzlich neue Einstellung der Integrierten Medizin, die die individuelle Konstruktion von Wirklichkeit, das individuelle Zusammenspiel von trivialen und nicht-trivialen Vorgängen, die Bedeutungserteilung und die Zeichen mit Hilfe einer kunstvollen Verknüpfung von Konstruktivismus, Semiotik und Systemtheorie betrachtet. Und so hat das Rätselraten über das Placebo ein Ende, wenn man den einzigartigen, singulären, nicht wiederholbaren Vorgang der Bedeutungserteilung in dem Moment zu verstehen versucht, in dem er geschieht. Der Begriff Placebo wird überflüssig.

Diese Haltung ermöglicht auch einen interessanten Zugang zu einem weiteren Geheimnis in der Medizin: Warum gelingt der gleiche Eingriff das eine Mal, ein anderes Mal aber nicht? Warum heilt die eine Wunde beim ersten Anlauf, die andere nach Jahren noch nicht?

7. Wundheilung:
Gerinnungssystem oder Zeichensystem

Jeder Mensch hat eine Vorstellung davon, was eine Wunde ist. Jeder Mensch fürchtet sich davor, verwundet zu werden. Und es wird kaum jemanden geben, der nicht selbst schon eine Verletzung, eine Wunde erlitten hat. Aber was genau ist eine Wunde – von seelischen Wunden einmal abgesehen?

Den Vorgang der Wundheilung muß man schon fast als ein Wunder bezeichnen, auch wenn die »Wunde« sprachgeschichtlich gesehen nichts mit einem »Wunder« zu tun hat; das Adjektiv »wunt«, das erstmals im 9. Jahrhundert im Althochdeutschen auftaucht, ist wahrscheinlich eine Mischung aus dem altenglischen »waen« (eine durch einen Schlag verursachte Geschwulst oder Beule) und dem walisischen »gweint« (»ich durchbohrte«), so daß sich bis zum 16. Jahrhundert in der deutschen Sprache die Bedeutung von »wund« als »durch Schlagen verletzt« durchgesetzt hat. Im heutigen Sprachgebrauch bezeichnet man mit dem Wort Wunde jede offene Hautverletzung, unabhängig davon, ob sie zum Beispiel durch einen Schlag oder auf andere Art entstanden ist.

Neben den Wunden, die absichtlich, mit Bedacht und geplant gesetzt werden – nämlich bei Operationen –, gibt es auch diejenigen Wunden, die nur langsam oder gar nicht heilen, also chronisch sind (griechisch: chronikós – zeitlich langsam). Die chronischen Wunden entstehen durch eine Wundheilungsstörung. Eine ungestörte Wundheilung verläuft der chirurgischen Lehre zufolge in drei Phasen, die zeitlich überlappend ablaufen:

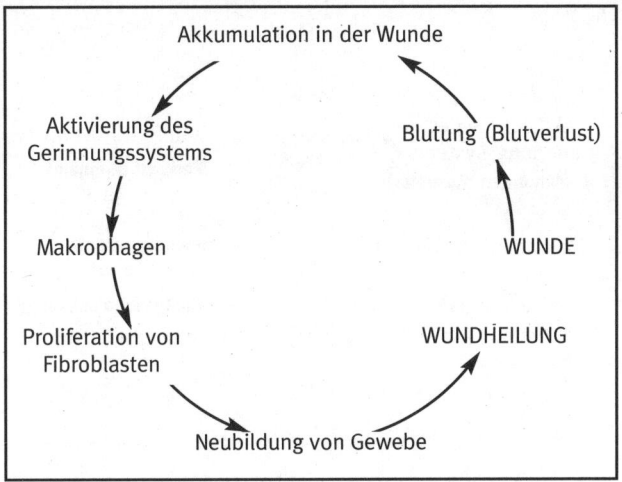

Das Wunder der Wundheilung

- die exsudative (»herausfließende«) Phase vom 1. bis zum 3. Tag,
- die proliferative (»wachsende, aufbauende«) Phase vom 2. bis etwa zum 20. Tag,
- die reparative (»wiederherstellende«) Phase vom 3. Tag bis zum 6. Monat.

In der exsudativen Phase werden durch die Verletzung von Blutgefäßen Blutkörperchen aller Art in der Wunde angehäuft. Das Blutgerinnungssystem wird dadurch aktiviert. So kommt es zu einem lokalen Stillstand des Blutflusses, zu einer lokalen Stockung durch die Verklebung der Blutplättchen. Aus einer Untergruppe der weißen Blutkörperchen entstehen dadurch die sogenannten Freßzellen, die Makrophagen, die die Wunde durch ihre Fähigkeit zur Aufnahme und Verdauung säubern. Dieser Vorgang stößt die Infektabwehr an. Außerdem setzen die

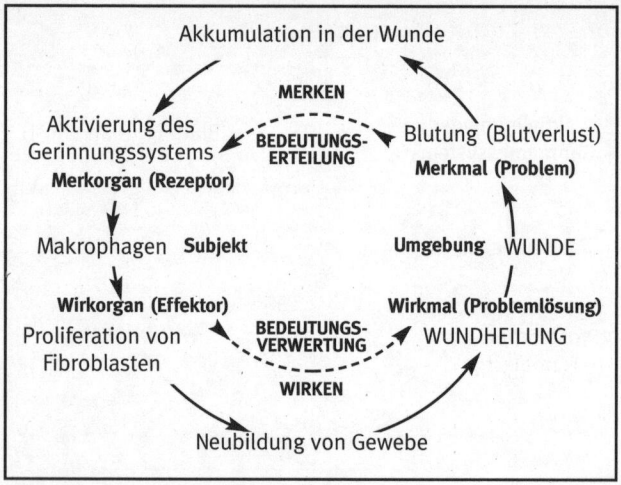

Der Funktionskreis der Wundheilung

Freßzellen Mediatoren, also Überträgerstoffe, frei, die undifferenzierte embryonale Faserzellen zu Fibroblasten, zu faserbildenden Zellen, umwandeln können. So entsteht in der zweiten, der proliferativen Phase der Wundheilung das gefäßreiche Granulationsgewebe, das wiederum Voraussetzung zur Neubildung von Gewebe ist. Man nennt es pluripotent, womit gemeint ist, daß es entweder zu Funktionsgewebe oder zur Bildung von Narbengewebe führen kann. Damit ist die Wundheilung erfolgreich abgeschlossen.

Würden diese Vorgänge allein nach den eher banalen Gesetzen der Physik und Chemie ablaufen, so wären es immer zweigliedrige Vorgänge: Auf eine ganz bestimmte Ursache folgt eine ganz bestimmte Wirkung. Das System ist als solches nicht lernfähig oder flexibel. Biologische

Vorgänge laufen aber nicht linear ab, sondern in Kreissystemen. Wenn man den ganzen Wundheilungsvorgang vereinfacht, kann er (wie in der nebenstehenden Skizze) gut verständlich als ein Funktionskreis aus semiotischer Sicht dargestellt werden: Jede Ursache hat eine Bedeutung und löst eine Wirkung aus, jede Wirkung ist Träger einer neuen Bedeutung und als solche wiederum ein neuer Auslöser, eine neue Ursache für eine neue Bedeutung und eine neue Wirkung. Schritt für Schritt kommt es so zu einer gelungenen Wundheilung. Bei jedem dieser Schritte sind – immer wieder andere – Zeichen im Spiel, die in Form von ganzen Zellen (zum Beispiel den roten Blutkörperchen, den Freßzellen) oder als unterschiedliche chemische Stoffe (Enzyme, Mediatoren usw.) auftreten.

Einflüsse der Umgebung, zum Beispiel ein Schlag oder ein gezielt geführtes Skalpell, verursachen eine Wunde, ein Problem, hier also eine Blutung. Diese Blutung nennen wir jetzt ein Merkmal. Das Merkorgan ›Gerinnungssystem‹ wird von der Blutansammlung als Kaskade in Gang gesetzt, die Freßzellen werden dadurch wie ein Subjekt tätig und wirken auf die embryonalen undifferenzierten Faserzellen, so daß es zum Wachstum von Fibroblasten kommt; als Wirkung entsteht neues Gewebe. Die Auswirkung, das Wirkmal, ist das Ergebnis: die Wundheilung.

Welche Faktoren sind nun mögliche Ursachen einer Wundheilungsstörung? Bleiben wir zur Beantwortung dieser Frage zunächst auf der Ebene des Subsystems des Wundheilungs-Funktionskreises: Natürlich kann es bei jedem einzelnen der skizzierten Schritte zu Schwierigkeiten kommen, wenn die organischen Voraussetzungen nicht stimmen. Ein Enzymdefekt in der Blutgerinnungskaskade beispielsweise unterbricht diesen Funktionskreis nachhaltig, der Kreisvorgang der Wundheilung bleibt unvollendet. Eine Durchblutungsstörung läßt die erforderlichen Überträgerstoffe (Mediatoren) und den notwendigen Sauerstoff gar nicht erst in den Wundbereich gelangen. Das wäre zum Beispiel bei Diabetes, bei einer arteriellen Verschlußkrankheit oder bei nervlich bedingten Störungen der Beweglichkeit der Blutgefäßwände, etwa bei Lähmungen, der Fall. Auch eine massive Kontamination mit gefährlichen Krankheitserregern kann die Freßzellen und damit das Abwehrsystem überfordern, so daß eine Wundinfektion entsteht, die fatale Folgen haben kann.

Solche Probleme kennt jeder Arzt, jeder Chirurg, und jeder hat seine Medikamente, seine Methoden und Tricks, um der Wundheilung in diesen Fällen, mehr oder weniger erfolgreich, auf die Sprünge zu helfen. Immerhin sind die chronischen Wunden, die Wundheilungsstörungen, keine wirkliche Seltenheit. Man geht davon aus, daß allein in Deutschland mehr als zwei Millionen Patienten davon betroffen sind; die Auswirkungen können katastrophal sein.

Es gibt aber auch Wundheilungsstörungen, die von ganz anderen Subsystemen aus initiiert werden können, wie das folgende Beispiel zeigt.

Als ich mich vor Jahren niederließ und meine Praxis in der Frankfurter Innenstadt langsam anlief, hatte ich neben vielen anderen Sorgen ein ganz spezielles Problem: Eine nicht unerhebliche Zahl von Patienten, die von ihren Hausärzten geschickt worden waren oder auf eigene Initiative kamen, wußte von einer langen Leidenszeit zu berichten und hatte zum Teil aktenartige Sammlungen von

Befunden, Röntgenbildern und Arztbriefen in der Tasche. Sie konfrontierten mich mit großen Hoffnungen, man habe von mir schon gehört, man habe nur darauf gewartet, daß ich endlich meine Praxis eröffne, der Hausarzt schwöre auf mich. Das war natürlich Unsinn, auf mich hatte niemand gewartet. In der unsicheren Situation des Praxisstarts mit bestenfalls halbvollem Wartezimmer war ich für derlei Schmeicheleien zwar leichter anfällig, aber nachdem ich nun auch kein Berufsanfänger mehr war, vermochte ich diesen Fällen rasch anzusehen, daß es sich um Sackgassen-Geschichten handelte, aus denen auch ein noch so genialer Chirurg spontan keinen Ausweg wissen konnte. Deswegen ebbte diese Welle auch nach einigen Monaten wieder ab. Einer der Patienten ist mir aber in deutlicher Erinnerung geblieben.

Es war mitten im Hochsommer, sehr heiß. Im Untersuchungsraum traf ich auf ein Ehepaar, beide Mitte Dreißig. Er war der Patient, seine Frau trug die Akten. Der Mann war mit einem Sweatshirt und einem Trainingsanzug bekleidet, wie man sie von Campingplätzen kennt, was mir weder der Situation noch der brütenden Hitze angemessen erschien. Er wirkte bedrückt, sah auch beim Sprechen auf den Boden. Seine Frau dagegen war offenbar der Sonnenschein in dieser Beziehung, offen, redegewandt und optimistisch.

Der Patient hatte acht Jahre zuvor in einem Gartenbaubetrieb einen Arbeitsunfall erlitten. Er war beim Zerkleinern von großen Ästen mit der Kettensäge abgerutscht, die sich tief in seinen rechten Unterschenkel gebohrt hatte. Mit dem Hubschrauber wurde er in eine nahegelegene Unfallklinik transportiert, wo es in einer mehrstündigen Operation gelang, wichtige anatomische

Strukturen so weit zu rekonstruieren, daß das Bein erhalten werden konnte. Nach sieben Wochen wurde er in eine Rehabilitationsklinik verlegt, wobei die folgenden Symptome im Vordergrund standen: Muskelschwund, Lähmung eines Unterschenkelnervs und eine geschwürsartige, eitrige Wundheilungsstörung etwa in der Mitte der insgesamt über 40 cm langen Narben am rechten Unterschenkel. Der Muskelschwund konnte durch intensive physikalische Therapie zufriedenstellend gebessert werden, die Nervenlähmung wurde durch eine Schiene so weit ausbalanciert, daß der Patient wieder erträglich gut gehen lernen konnte, an dem eitrigen Wundgeschwür aber scheiterten alle therapeutischen Bemühungen.

In den acht Jahren bis zur Konsultation in meiner Praxis war es zu insgesamt 15 stationären Aufenthalten in verschiedenen chirurgischen, internistischen und naturheilkundlichen Kliniken gekommen, bis der Patient vor drei Jahren, wie er es nannte, »aufgab«. Man habe für die Unheilbarkeit seines Geschwürs keinen Grund gefunden, die Durchblutung der Stelle sei ausreichend, die Laborwerte, auch die kompliziert und teuer zu ermittelnden, seien alle in Ordnung. Er fühle sich wie ein Abreißkalender in der letzten Dezemberwoche. Seinen Arbeitsplatz habe er natürlich verloren. Die Unfallrente, um die er sich mit der Berufsgenossenschaft noch vor dem Sozialgericht hatte streiten müssen, betrage zusammen mit dem Arbeitslosengeld weniger als die Hälfte seines früheren Einkommens. Das Versorgungsamt lasse ihn mit einem Grad der Behinderung von 40 Prozent hängen, ein Rentenantrag sei mehrfach abgelehnt worden. Auch in dieser Hinsicht habe er vor einiger Zeit aufgegeben, obwohl er das alles sehr ungerecht finde. Ihm sei inzwischen alles egal, wenn nur das Geschwür endlich zuheilen würde.

Damit war offensichtlich das Stichwort für seine Frau gefallen, die bisher geschwiegen hatte. Sie bugsierte ihren Mann auf die Untersuchungsliege und krempelte ihm das rechte Hosenbein des Trainingsanzugs hoch. Sie entfernte die Schiene und zog ihm den Kompressionsstrumpf aus. Die beiden elastischen Binden, die darunter zum Vorschein kamen, wickelte sie ab, dann bat sie mich um eine Verbandsschere, um mehrere Lagen von Mullbinden aufzuschneiden. Meine Hilfe lehnte sie ab, sie wisse schon, wie man das mache, sie habe schließlich jahrelange Übung. Zum Schluß hob sie eine Lage Gelkompressen von der seitlichen Unterschenkelfläche ab, warf sie in den bereitgestellten Verbandsmülleimer, drehte sich wieder zu ihrem Mann um und wies mit beiden Händen auf die handtellergroße, gelblich belegte Wundfläche: »Hier, sehen Sie!«

Was ich sah, erklärte den üblen Geruch, der jetzt den Raum erfüllte und den so nur der Staphylococcus aureus, ein gefürchtetes Bakterium in vielen schlecht heilenden Wunden, verursachen konnte. Mich erfaßte immer mehr das Gefühl, daß diese Wunde nie heilen würde. Die Ehefrau zeigte sich davon aber ganz unbeeindruckt. Ihre Bewegungen und ihr Ausdruck beim Entfernen der letzten Verbandsschicht erinnerten mich an das Gebaren von Kellnern in einem Drei-Sterne-Restaurant, die die glänzenden Messinghalbkugeln von den Tellern des Hauptgangs abheben und nun mit den Ahhs und Ohhs der Gäste rechnen.

In dem Moment, in dem die Ehefrau den Verband entfernt hatte, veränderte sich die Atmosphäre im Untersuchungsraum schlagartig. Es war, als ob in einem Theater plötzlich die Bühne, die Beleuchtung und das Textbuch ausgetauscht worden wären. Bis jetzt hatte der Patient mir nur depressive Geschichten erzählt, die Ehefrau hatte die Regie geführt, und ich war im Geiste schon damit beschäftigt, wie ich mich am Ende wohl in die lange Reihe der medizinischen Versager eingereiht haben würde, ohne das Gesicht verloren zu haben. Kaum lag die Wunde offen da, war alles anders: Wie ein munteres Feuerwerk begann eine Diskussion der Eheleute, beide hatten ihre Köpfe über die Wunde gebeugt, es wurde nun lebhaft über Größe, Grenzzonen und Farbnuancen der einzelnen Wundabschnitte diskutiert, jede einzelne Granulationsinsel wurde mit ihrem gestrigen und vorgestrigen Zustand verglichen und einzeln gewürdigt. Die Frau strich mit einer Kompresse fast zärtlich über eine Granulationszone, und die entstehende Blutung löste bei beiden wirkliche Freude aus. Selten darf man live an so viel Glück und Verbundenheit in einer Beziehung teilnehmen. Ich wurde etwas ärgerlich, da ich das Gefühl hatte, überflüssig zu sein; das war jedoch ein Irrtum, denn als Zuschauer wurde ich hier wirklich gebraucht. Beide wandten sich nun gemeinsam an mich, zeigten mir die Details der Wunde, beschrieben die Entwicklung in der letzten Zeit, baten um Verbandsmaterial und die entsprechenden Rezepte.

Eigentlich sind bei diesem Patienten alle organischen Voraussetzungen zur vollständigen Wundheilung gegeben. Er ist jung, hat weder Diabetes noch eine Gefäßerkrankung, die erfaßbaren Blutwerte sind in Ordnung, keine Zelle zu wenig, keine zuviel. Dennoch ist der wundervolle Prozeß der gelungenen Wundheilung schwer gestört. Die Störung betrifft aber in diesem Fall nicht den gesamten Prozeß, sondern eine ganz bestimmte Stelle, an der es eine Blockade gibt. Sie behindert den Schritt der Bildung von Funktions- oder Narbengewebe aus dem Granulations- und Fasergewebe heraus. Auf den Funktionskreis bezogen ist das der Schritt vom Merken zum Wirken.

In der Integrierten Medizin achtet man auf die Passung und auf die Zeichen. Wenn es zu einer Krankheit oder zu einer Heilungsstörung kommt, sucht man nach der Passungsstörung und bemüht sich, die Bedeutung der Zeichen zu verstehen, soweit man sie überhaupt wahrnehmen kann. Will man eine Änderung im Krankheitsgeschehen erreichen, versucht man eine gemeinsame Wirklichkeit mit dem Patienten zu gewinnen, um zusammen die Passungsstörung und den aus ihr resultierenden ärztlichen Auftrag finden zu können. Im geschilderten Fall ist zum Beispiel eine beeindruckende Passung zwischen Patient und Ehefrau zu spüren, was ja an sich eine gute Voraussetzung für ein heilungsförderndes Ambiente sein könnte. Betrachtet man aber die verschiedenen Systemebenen, auf denen sich diese Krankengeschichte bewegt, sieht man, daß Passung allein nicht per se etwas Gutes ist. Die Zeichen, die von dem System ›Ehepaar‹ zu mir kommen, sind auffallend ›unmedizinisch‹ und wecken in mir ganz ›unärztliche‹ Gefühle: Woher kommt meine eigentlich alberne Phantasie der Szene in einem Luxusrestaurant? Wieso beschäftigt mich die ›glückliche‹ Symbiose der Eheleute genauso wie die ›unglückliche‹ Wundheilung? Wieso werde ich ärgerlich, wenn jemand meinen chirurgischen Rat haben will? Wieso kann ich in dem Subsystem ›Zelle – Wunde – Blutgerinnung‹ wie alle anderen Ärzte vor mir auch keine Störung entdecken, wo doch alles so gestört vor mir ausgebreitet wird? Mit welchen Mitteln kann man in einem solchen Fall eine Passungsstörung lokalisieren?

Erste Idee:
Natürlich ist nicht jeder Fall einer Wundheilungsstörung so eindrücklich wie der oben geschilderte. Aber jede einzelne Geschichte einer Wundheilungsstörung ist ein immer wieder neuer Beweis dafür, daß der Mensch keine triviale Maschine ist. Die trivialen Vorgänge, die Regelkreise könnten ungestört ablaufen, die Enzyme und Mediatoren könnten ungestört arbeiten und zielgerichtet ineinandergreifen. Wäre die Wundheilung ein derart trivialer Vorgang, dann wäre dieser Vorgang bei meinem Patienten nicht gestört. Die Subsysteme der verschiedenen Ebenen beeinflussen sich wechselseitig. Es sind ›Auf- und Abwärtsbewegungen‹ feststellbar, auch wenn sich diese auf den ersten Blick nicht erkennen lassen.

Zweite Idee:
Passung ist etwas äußerst Vielschichtiges, wir sprechen deshalb von verschiedenen Passungsebenen und benutzen dabei Begriffe der Systemtheorie. Es gibt Passungen zwischen Molekülen, zwischen Zellen, zwischen Organen, zwischen Organen und ihrem Organismus, zwischen verschiedenen Organismen, zwischen Organismus und Umwelt usw. Wo Passung existiert, können auch Passungsstörungen angesiedelt sein. Wenn Gesundheit die gelungene Passung auf all diesen Ebenen darstellt, dann wäre es die Aufgabe des Arztes, gemeinsam mit dem Patienten die Passungsstörung zu lokalisieren. Dabei müssen beide Seiten für die Wahrnehmung der Zeichen offen sein, die von den verschiedenen Ebenen des Systems ausgehen.

An dieser Stelle behelfe ich mich manchmal mit dem Begriff des Adäquaten, wobei mir bewußt ist, daß ich damit in eine gefährliche Nähe zum sogenannten gesunden Menschenverstand gerate. Ich versuche mir vorzustellen, was adäquat ist, bemühe mich dabei aber, nicht zu vergessen, daß bei solchen Überlegungen ein Irrtum wahrscheinlicher ist als ein Treffer. Bei einer Wunde rechne ich zum Beispiel mit einem Patienten, der Schmerzen hat und vielleicht weint. Ich rechne mit Fragen wie: »Wie konnte mir das passieren?«, »Wann werden die Fäden gezogen?«, »Wann kann ich wieder duschen?«, »Kann ich damit Auto fahren?« oder – vor einer Operation – »Wird das weh tun?«. Diese Fragen scheinen mir adäquat, da würde ich zunächst nicht an eine Passungsstörung denken. Hingegen rechne ich nicht mit dem Schauspiel einer Beziehungsorgie an der offenen Wunde, ich rechne nicht mit dem Verbandswechsel als Zeremonie, als komplexem Ritual, ich rechne nicht mit der Krankheit als einer Quelle gemeinsamen Glücks. Das halte ich für inadäquat, da vermute ich eine Passungsstörung. Allerdings weiß ich nun noch immer nicht, wo die Passungsstörung liegt.

Dritte Idee:
Ist man angesichts einer Wundheilungsstörung auf der Suche nach der Passungsstörung, kann man auf eine Reihe von ausgearbeiteten Konzepten zurückgreifen, die verschiedene Ärzte während ihrer Beschäftigung unter anderem mit selbstbeschädigenden Patienten und Patienten mit Osteomyelitis (Vereiterung des Knochens) entwickelt haben. Bei Reinhard Plassmann (1999) findet man zum Beispiel die Idee von den Zonen im Körper: tote Zonen, fusionäre Zonen, Spaltungszonen und Entwertungs-

zonen im ›Körperselbst‹. Durch die Aufteilung des eigenen Körpers in Zonen, also durch einen Vorgang der Fragmentierung und Dekonstruktion einer eigenen körperlichen Integrität, kann ein schmerzender oder infizierter Körperteil abgespalten und entwertet we rden. Der behandelnde Arzt kann also darauf achten, ob der Patient seinen Körper in bestimmte Zonen einteilt, etwa in gut oder böse, schmerzhaft oder beschwerdefrei, tot oder lebendig. Klaus Klemm (1999) schlägt dagegen vor, den bei einer gestörten Wundheilung entstehenden Eiter als Währung, mit der eine alte, in der Tiefe vor sich hin stinkende Schuld beglichen werden kann, oder als Machtmittel zu betrachten, wenn er in Beziehungen wie zum Beispiel auch derjenigen zum Arzt eingesetzt wird; es könnte sich also in manchen Fällen für den behandelnden Arzt lohnen zu prüfen, ob die Wunde für eine andere Kommunikation gebraucht wird als für die Suche nach einem Weg zur Heilung. Und Mechtilde Kütemeyer (2003) entwickelt das Bild von der Wunde als Mund, der eine frühere oder vielleicht auch akute (seelische) Verletzung so lange herausschreit, bis sie durch eine adäquate Traumaverarbeitung nicht mehr gebraucht wird und zu heilen vermag; man kann also darauf achten, ob die Wunde spuckt oder geifert, blau, rot oder grün anläuft oder leichenblaß wird, sich unerwartet öffnet oder eher schließt.

Eine ganz eigenartige Bestätigung solcher Konzepte findet sich in einer Arbeit, die 1995 in der angesehenen englischen Fachzeitschrift *Lancet* veröffentlicht wurde: Bei 13 Frauen, die nahe Angehörige mit fortgeschrittenem Alzheimer pflegten, wurde die Wundheilung mit derjenigen einer Kontrollgruppe von 13 anderen Frauen verglichen. Bei den pflegenden Frauen dauerte die

Wundheilung signifikant länger, und – und das ist das eigentlich Besondere – ein für die Wundheilung unverzichtbares Enzym, ein Interleukin, war bei diesen Patientinnen signifikant niedriger vorhanden. Nun lassen die Zahlen 13 gegen 13 keine großen Schlüsse zu, aber so viel kann gesagt werden: Bei der alle Intimschranken durchbrechenden Pflege naher Angehöriger, mit denen wegen der Demenz keinerlei Kommunikation, kein Austausch mehr möglich ist, können alte, dunkle Rechnungen, die ›Leichen im Keller‹, nicht mehr ausgeglichen werden. Gefühle werden bei den Pflegenden wach, wachsen an, finden aber keinen Ausweg. Wunden können nicht mehr heilen, so oder so. Spannend daran ist, daß sich die tiefe Problematik des Subsystems Familie bis in die Subsystemebene der Zelle hinein auswirkt und das Vorhandensein oder zumindest das Funktionieren von lebenswichtigen Enzymen zu verhindern vermag. Es existieren also, wie gesagt, nicht nur verschiedene Systemebenen in der nicht-trivialen Maschine Mensch, sondern es gibt auch Verbindungen zwischen diesen Systemen, Auf- und Abwärtsbewegungen von Symptomen, die die Suche nach einer Heilung kompliziert und auch unmöglich machen können.

Vierte Idee:
Natürlich verbirgt sich nicht hinter jeder offenen Wunde ein schreiender Mund, aus dem heraus sich die geknechteten Emotionen ihren Weg suchen. Auch will nicht jeder Patient mit einer chronischen Wunde alte Schuld abtragen oder Druck auf seine Angehörigen oder seinen Arzt ausüben, um nur diese Beispiele zu nennen. Die Beschäftigung mit dem Problem der Wundheilungsstörung ist vor allem ein Hilfsmittel, um Kreativität und Phantasie

für die eigentliche ärztliche Tätigkeit freizusetzen, die darin besteht, eine gemeinsame Wirklichkeit zwischen Arzt und Patient herzustellen, um in diesem Passungsvorgang einen therapeutischen Weg, also eine Lokalisierung der Passungsstörung und eine Festlegung des ärztlichen Auftrags zu finden.

Der Passungsvorgang zwischen Arzt und Patient ist einzigartig und individuell, so daß man die vorhandenen Konzepte nur als anregende Konstruktionen betrachten sollte, ebenso wie auch Laborwerte oder das Ergebnis eines Abstrichs eine weiter- oder zielführende Konstruktion sein können. Über all das, von Laborwerten bis zu Konzepten des Körperselbst und Wunden als Zeichen, muß ein Arzt, der Patienten mit Wundheilungsstörungen behandeln will, Bescheid wissen. Keinesfalls aber sollte eines dieser Konzepte, die aus der Beobachtung oder Behandlung vieler Geschichten von Wundheilungsstörungen entstanden sind, einem konkreten Einzelfall ›übergestülpt‹ und als die einzig mögliche Lösung gewertet werden.

Das besagte Ehepaar war nach dem selbsterledigten Verbinden der Wunde und dem Entgegennehmen der entsprechenden Rezepte aus meiner Praxis verschwunden, ehe ich zu realisieren begann, daß sich hier in der Tat etwas sehr Seltsames abgespielt hatte. Innerlich kochte ich vor Wut, und die Zuschauerrolle, die mir in dieser Szene zugewiesen worden war, konnte ich nicht verstehen und schon gar nicht akzeptieren. Die beiden kamen von da an jede Woche. Da ich keine Lust auf weitere Inszenierungen dieser Art hatte, sorgte ich dafür, daß die Patientenkarte ihren Platz auf Dauer in der Verbandssprechstunde der Krankenschwestern fand. Diese erfahrenen Schwestern arbeiten weitgehend selbständig, rufen aber sogleich den Arzt, wenn eine Verschlechterung eintritt oder aus anderen Gründen eine Änderung des Therapieplans notwendig wird.

In unserem Fall war es nach etwas mehr als vier Wochen soweit: Die Krankenschwester rief mir zu, daß es etwas zu sehen gebe. Sie hatte sich in dieser Zeit wahrscheinlich intensiver um die Wunde gekümmert als irgend jemand zuvor. Ich fand die beiden – Patient und Ehefrau – in der gleichen konzentrierten Haltung, die ich bei ihrem ersten Besuch in meiner Sprechstunde schon einmal erlebt hatte, über die Wunde gebeugt. Von einer fröhlichen Stimmung war an diesem Tag aber nichts mehr zu bemerken: Eine ernste, besorgte Stimme hatte die Frau, als sie mir zeigte, daß das Geschwür der offenen Wunde nur noch halb so groß war wie vor vier Wochen. Ihr Ernst war gemessen am sichtbaren Erfolg der bisherigen Behandlung wiederum so inadäquat, daß ich ihn einfach kommentieren mußte. Ich bemerkte, daß sie sich wohl bald ein anderes gemeinsames Spielzeug suchen müßten, wenn sie es weiter so interessant im Leben haben wollten. Der Satz war wie ein Scherz formuliert und sollte eigentlich ein Gespräch über die Rolle dieser Wunde im Alltag der Eheleute provozieren, löste statt dessen aber eine kommunikative Katastrophe aus: Die Art, wie die Ehefrau – nicht die Schwester – eilig den neuen Verband anlegte, hatte etwas vom Zusammenraffen der Kleider, wenn man in einer peinlichen Situation ertappt worden ist. Bei dieser Flucht vergaßen sie sogar die Rezepte.

Wieder einige Wochen später fragte mich die Schwester nach besagtem Patienten, und erst da wurde mir klar, daß die beiden seitdem nicht mehr in meiner Praxis gewesen waren und auch nicht wieder kommen würden: Ich hatte sie vertrieben.

Die intensive und geduldige Arbeit der chirurgischen Krankenschwester hatte eine Besserung des chronischen Wundgeschwürs bewirkt, allerdings keine Heilung. Man kann durchaus sagen, daß ich von diesem Patienten nicht viel verstanden hatte, allerdings mit Gefühlen in mir selbst konfrontiert war, die mir gleich als ungewöhnlich, als unpassend auffielen. Mit einer etwas aus dem Rahmen fallenden, aber doch einfachen und ehrlichen Bemerkung hatte ich ungewollt einen völligen Abbruch der Arzt-Patient-Beziehung bewirkt. Hätte ich es mit einer trivialen Maschine zu tun gehabt, wäre das nicht passiert, denn in einem Ursache-Wirkungs-System ist es nicht von Bedeutung, die Konstruktion von Lebenswirklichkeiten zu verstehen (oder mißzuverstehen).

Das dreigliedrige System der nicht-trivialen Maschine erlaubt es dagegen, zumindest im Ansatz zu erkennen, warum diese Heilung nicht vonstatten gehen konnte: Ich hatte nämlich die individuelle Wirklichkeit des Ehepaars, des kranken Mannes und seiner rührend tätigen Ehefrau, nicht begriffen. Wohl war eine Reihe von Zeichen aus deren Black Box bei mir angekommen, aber deren Bedeutungserteilung, die den entscheidenden Unterschied zu jedem zweigliedrigen System ausmacht, blieb mir fremd und unverständlich. Als dualistisch gut ausgebildeter Arzt konnte ich das System ›Wundheilung‹ analysieren und feststellen, wo der Funktionskreis zum Stillstand gekommen war; aber ich konnte nicht verstehen, an welcher Stelle das System ›Ehepaar‹ in seinem Funktionskreis steckengeblieben war, und schon gar nicht war mir klar, was innerhalb dieses Systems das Nicht-Heilen der

Wunde bedeutete. Ebensowenig konnte ich die Zeichen des einen Subsystems (Wundheilungsstörung) mit den Zeichen des anderen Subsystems (Ehepaar) verbinden und eine gemeinsame Wirklichkeit mit dem Patienten (und seiner Frau) erarbeiten, um Passungsstörungen zu benennen. Deswegen also: ein Mißerfolg.

In dieser Konstellation ist mir das Paar in meiner Praxis nie wieder begegnet. Ungefähr vier oder fünf Jahre später aber kam der Mann wieder in die Sprechstunde, und zwar allein, diesmal nicht wegen des Geschwürs an seinem Unterschenkel, sondern wegen einer harmloseren anderen Verletzung. Die Wunde kam zunächst gar nicht zur Sprache: Sie war längst verheilt. Erst auf meine Bitte hin zeigte er mir die alte Narbe, die zwar noch etwas rot war und gelegentlich auch brannte oder juckte, aber sie war geschlossen. Ich freute mich sehr, der Patient hingegen war völlig gleichgültig. Wieder fand ich die Reaktion inadäquat. (Das Inadäquate ist wie ein roter Faden in dieser Fallgeschichte.) Ich fragte ihn nach dem weiteren Verlauf in den vergangenen Jahren und überließ es mit Absicht seiner Entscheidung, auf welcher ›Systemebene‹ er nun antworten würde. Nach einer drückenden Pause erzählte er, daß er seit drei Jahren geschieden sei. Als er damals seinen schweren Unfall erlitten hatte, stand offenbar gerade ein langwieriges Adoptionsverfahren, auf das sich das kinderlose Ehepaar eingelassen hatte, kurz vor dem erfolgreichen Abschluß. Wegen seiner Verletzung und der langwierigen Erkrankung hätten sie es erst verschieben, später dann ganz aufgeben müssen. Es habe nun für beide nur noch ein Thema gegeben: sein verletztes Bein, das nicht heilen wollte. Beim überstürzten Aufbruch in meiner Praxis habe er sich wie ein kleines Kind gefühlt, ertappt, getadelt, unverstanden. Von da an hätten seine Frau und er sich mehr und mehr gestritten, aber immer über »seltsame Sachen«, wie er sich ausdrückte, zum Beispiel über Kindererziehung, obwohl sie doch gar kein Kind hatten. Irgendwann sei gar nichts mehr gegangen, sie hätten sich getrennt. Daß währenddessen seine chronische Wunde geheilt war, erwähnte der Patient nicht.

Jetzt deutete sich an, was ich alles nicht verstanden hatte, nicht verstehen konnte. Die Lebenskonstruktion dieses Ehepaars war von einem unerfüllten Kinderwunsch geprägt. Der Unfall des Mannes hatte beide getroffen. Die Phantasien der Zeugungsunfähigkeit wurden bei dem Patienten durch die reale Schwere der Verletzung, die tatsächliche Behinderung, Lähmung und die chronische Wunde im Sinne einer generellen Unfähigkeit, einer umfassenderen Impotenz, verstärkt. Er hatte aufgegeben: vom Kinderwunsch bis zum Versorgungsamt, von der Berufsgenossenschaft bis zur nicht heilenden Wunde – ein einziges Versagen. Die Ehefrau wiederum fand in seiner Wunde eine Aufgabe, eine Erfüllung, sie konnte seinen Wunsch nach Versorgung ohne große Überwindung erfüllen. Die Beziehung war ruhig und stabil, solange sich in der Wunde nichts bewegte. In dieser Konstellation wirkte meine dahingeworfene Bemerkung wie ein Brandsatz. Obwohl sie auf die Situation im Grunde zutraf, also ›paßte‹, führte sie nicht nur zu einer Passungsstörung zwischen mir und meinem Patienten, sondern (zer)störte außerdem die Passung zwischen den Eheleuten.

Die Integrierte Medizin stellt die individuelle Konstruktion der Lebenswirklichkeit in den Mittelpunkt. An diesem Fall kann man erkennen, daß sie auch das Scheitern der ärztlichen Arbeit verständlich zu machen vermag. Mit dem Denkmodell der trivialen Maschine hätte ich auch im nachhinein nichts verstanden und aus dem Scheitern nichts gelernt.

Dennoch bleiben Fragen offen. Wenn zum Beispiel das Subsystem Ehe diese chronische Wunde ›braucht‹, wieso kommt es im Subsystem Wundheilung und dessen Funktionskreis an einer ganz bestimmten Stelle und nicht an einer beliebigen anderen zu einer Störung, zu einem Abbruch? Was ist eigentlich Heilung? Ist es besser, ein vitaler Ehemann in einem stabilen Subsystem Ehe und einem gestörten Subsystem Wundheilung zu sein oder lieber nach einer Scheidung – dem endgültigen Versagen des Subsystems Ehe – depressiv das Leben an sich vorbeiziehen zu lassen, wenn auch nun mit verheilter Wunde, also dem wieder geschlossenen Funktionskreis des Subsystems Wundheilung? Was hätte ich tun können, um die Arzt-Patient-Beziehung so zu konstruieren, daß eine Passung über die eigentliche Störung möglich geworden wäre? Habe ich mit meinem flapsigen Satz zur Heilung des Patienten beigetragen oder ihm geschadet?

Daß ich schon bei der ersten Konsultation das Gefühl hatte, die Wunde würde nie heilen, war nicht als Vorhersage gedacht, sondern zeigt, wie ärgerlich man als Arzt bei der Behandlung solcher Patienten werden kann. Dieser Ärger ist aber lediglich ein Zeichen dafür, daß ich nichts verstanden hatte. Auch das ist eine Passungsstörung, die eine gemeinsame Wirklichkeit in der Arzt-Patient-Beziehung verhindern kann; eine solche Störung zu entdecken und zu begreifen ist eine Fähigkeit, die ein Arzt sich genauso aneignen muß wie das Wissen über Zellaufbau, Enzymkaskaden und Operationstechniken.

Schon bei den Überlegungen zum Placebo tauchte die Frage auf, ob nicht vielleicht der Arzt selbst wie ein Medikament wirken könne, sowohl als Placebo wie auch als Nocebo. Mein Patient mit der Wundheilungsstörung und wahrscheinlich noch mehr seine Ehefrau hatten mich eher als Nocebo denn als Placebo erlebt. Der Psychoanalytiker Michael Balint prägte in den fünfziger Jahren für diese potentielle ärztliche Rolle den Begriff der »Droge Arzt« und forderte, daß über diese Droge genauso geforscht werden müsse wie über jedes andere Mittel auch. An einem Fall von Tumorschmerzen stellen zwei Kollegen, Gerlind Leininger und Reinhard Plassmann, im nächsten Kapitel dar, was die Integrierte Medizin zu einer solchen Forschung beitragen kann.

8. Schmerzen:
Droge Morphium oder Droge Arzt

Von Gerlind Leininger
mit Reinhard Plassmann

Jeder weiß um die Wirksamkeit der Droge Arzt, dennoch führt sie ein Schattendasein im traditionellen Forschungsbetrieb der Medizin. Michael Balint bedauerte bereits vor 50 Jahren, »daß es für dieses hochwichtige Medikament noch keine Pharmakologie gibt. In keinem medizinischen Lehrbuch steht etwas über die Dosierung, in welcher der Arzt sich selbst verschreiben soll, nichts über Form und Häufigkeit, nichts über heilende oder erhaltende Dosen. Beispielsweise konnte nachgewiesen werden, daß die Wirksamkeit eines Präparats steigt, wenn es dem Patienten von einem Arzt statt von einer Krankenschwester verabreicht wird.« (Balint 1957) Noch beunruhigender ist der Mangel an Literatur über die Risiken dieses Medikaments, über die vielfältigen ›allergischen‹ Zustände, die man bei Patienten beobachten kann, oder über etwaige unerwünschte Nebenwirkungen.

Statt die Droge Arzt zu erforschen, wurden Wege ersonnen, um den unkontrollierbaren Effekt als »pharmakodynamisch unwirksame« Beigabe auszuschalten. Der Grund dafür liegt darin, daß sich die Droge Arzt im trivialen, zweigliedrigen Ursache-Wirkungs-Modell nicht beschreiben läßt.

Arzt und Patient sind als lebende Systeme geschlossene Systeme, sie leben in Wirklichkeiten, die für den jeweils anderen eine Black Box darstellen, bei der man zwar sehen kann, was hineingeht und was herauskommt, aber nicht, was sich in ihrem Inneren abspielt. Das Innere der ›schwarzen Kästen‹, die vom Arzt und Patienten erlebten Wirklichkeiten, können nur in einer gemeinsamen Wirklichkeit, also immer nur fallweise bezogen auf eine gemeinsame Sicht, aber nie umfassend und vollständig sichtbar werden. Diese gemeinsame Wirklichkeit müssen Arzt und Patient kooperativ aufbauen. Dafür bedarf es eines gemeinsamen Codes, mit dem sich Patient und Arzt verständigen können. Erst wenn ein gemeinsamer Code gefunden worden ist, können die beiden als Partner einen Behandlungsauftrag vereinbaren.

Das Medium, in dem gemeinsame Wirklichkeiten entstehen, ist die Geschichte, das Narrativ. Jede Geschichte hat ihren Anfang und ihr Ende. Davor oder danach kann sich nichts ereignen, was zu ihr gehört. Geschichten erschaffen einen Raum in der Zeit mit Wegen für unsere Phantasie, auf denen wir von der Gegenwart in die Vergangenheit gehen und bei allen Ereignissen, von denen sie berichten, dabeisein können. So schaffen sie die Voraussetzung, Ereignisse zu verstehen, denn verstehen heißt wissen, wie etwas entstanden ist.

Auch im Dialog ist der Augenblick entscheidend, in dem eine gemeinsame Wirklichkeit entsteht. Das geschieht, wenn es den Gesprächspartnern gelingt, den gemeinsamen Code für das zu finden, wovon sie sprechen. Als diagnostisches Instrument kann der Arzt in diesem Moment etwas über die Wirklichkeit seines Patienten und darin über sein wirkliches Leiden erfahren. Die vom Patienten beklagten Symptome können dann nicht nur als Wirkungen im Körper verborgener Ursachen, sondern als Zeichen für eine Passungsstörung zwischen dem Individuum und seiner Umwelt verstanden werden.

Als ›Droge‹ wird der Arzt für die Dauer einer Geschichte Teil der Umwelt seines Patienten. Sein therapeutisches Wirken muß darauf gerichtet sein, dem Patienten beim Aufbau einer für ihn passenden Umwelt behilflich zu sein, in der dieser frei über seine Kräfte verfügen und seine Autonomie wiedererlangen kann. Dann ist die gemeinsame Geschichte zu Ende und der Arzt für die Wirklichkeitskonstruktion des Patienten wieder entbehrlich. Wenn diese Wirkmechanismen nicht beachtet werden, kann die Droge Arzt zu einem Nocebo-Effekt werden, also zu Schaden führen.

Im folgenden Fall wird berichtet, wie zwischen mir und meinem Patienten eine gemeinsame Wirklichkeit entstehen konnte, wie sie durch Passungsverlust zwischenzeitlich verlorenging, um dann noch einmal hergestellt zu werden, so daß ich innerhalb kurzer Zeit als Droge Arzt erhebliche Placebo-, aber auch schwere Nocebo-Wirkungen verursachte.

Herr F. wurde im Juli 1997 stationär auf die Innere Abteilung des nächstgelegenen Krankenhauses wegen starker rechtsseitiger Ober- und Mittelbauchschmerzen sowie zunehmenden Leibesumfangs aufgenommen. Eine durch Alkoholmißbrauch verursachte Leberzirrhose war bei dem 72jährigen Patienten seit 1984 bekannt, Herr F. hatte seit der Diagnosestellung auf jeglichen Alkoholkonsum verzichten können. Mit einem harntreibenden Medikament blieb das Krankheitsbild bis zur jetzigen Aufnahme in unsere Klinik, also 13 Jahre lang, stabil.

Bei der Aufnahmeuntersuchung fand sich eine größere Menge freier Flüssigkeit im Bauchraum. Zunächst wurde angenommen, die Schmerzen seien durch den vermehrten Druck im Bauchraum zu erklären. Daher wurde mit

Medikamenten für ein nachhaltiges Ausschwemmen dieser Flüssigkeit gesorgt. Wegen trotzdem anhaltender Klagen wurde ergänzend eine Spiegelung des Dickdarms vorgenommen, ohne daß jedoch ein krankhafter Befund gefunden werden konnte. Laborchemisch war eine exorbitante Erhöhung eines für schwere Lebererkrankungen typischen Proteins als möglicher Hinweis auf eine Erkrankung an primärem Leberzellkrebs aufgefallen.

Zu diesem Zeitpunkt lernte ich Herrn F. in meiner Funktion als urlaubsvertretende Stationsärztin kennen. Es war der elfte Tag seines stationären Aufenthalts, und bei der Visite klagte er erneut über die starken rechtsseitigen Oberbauchschmerzen, die immer gegen Abend einsetzten, ihn die ganze Nacht über quälten und am Schlafen hinderten. Er sei jetzt schon eineinhalb Wochen bei uns, aber bezüglich seiner Schmerzen habe er keinerlei Linderung erfahren. Er gab deutlich zu verstehen, daß er mit unserem bisherigen Vorgehen unzufrieden war und daß er befürchtete, womöglich sehr schwerwiegend erkrankt zu sein.

Ich entschloß mich zunächst zu einer konsequenten Schmerzbehandlung mit Morphin-Tabletten und traf ihn am nächsten Morgen deutlich gelöster an, er hatte die erste schmerzfreie Nacht bei uns verbracht. Bei der nun erneut durchgeführten Ultraschalluntersuchung bestätigte sich der Verdacht auf einen Tumor der Leber, in der ergänzenden Computertomographie des Bauchraums wurde darüber hinaus eine begleitende Verstopfung der Pfortader gesehen. Beratungen mit den Krebsspezialisten und Gastroenterologen blieben ergebnislos, es konnte wegen des fortgeschrittenen Tumorleidens keine Empfehlung zu einem chirurgischen Eingriff oder zu einer Chemotherapie gegeben werden. Wir konnten Herrn F. also ausschließlich palliative Maßnahmen anbieten.

Ich klärte ihn alsbald in vollem Umfang über seine Erkrankung auf. Er nahm seine aussichtslose Prognose sehr gefaßt auf. Auf seinen Wunsch sprach ich ausführlich mit den Angehörigen. Diese waren schwer erschüttert und konnten sich mehrere Tage lang kaum fassen. Es waren tägliche, lange Einzel- und Gruppengespräche erforderlich, um das Krankheitsbild zu erklären und die Erschütterung sowie die Verunsicherung wegen der womöglich bevorstehenden Pflegesituation soweit möglich abzubauen.

Soviel ich in dieser Zeit mit den Angehörigen beschäftigt war, mit Herrn F. wechselte ich nur noch wenige Worte bei der Visite. Er hatte seit der Diagnosestellung nicht mehr das Bett verlassen, klagte über wieder zunehmende stärkste Schmerzen und erhielt von mir immer mehr, im Verlauf bis zu 100 mg Morphin am Tag in Kombination mit anderen starken Schmerzmitteln. Er aß nicht, trank nicht und ließ sich von den Schwestern komplett im Bett versorgen. Mit uns wechselte er wenige, gedehnte Worte, mit seinen Angehörigen sprach er überhaupt nicht mehr. Bei den Übergaben des Pflegepersonals hieß es, er sei jetzt präfinal, kurz vor dem Sterben. Man legte ihn in ein Einzelzimmer.

Wir hatten aber klinisch keinen Anhalt für eine Explosion des Tumorgeschehens. Außerdem hatte Herr F. für mein Gefühl viel zu wache Augen, um im Sterben zu liegen. Auf den Visiten fragte ich ihn eindringlich, ob er sich uns nicht mitteilen wolle, und erhielt nur den langen, traurigen Blick zur Antwort. Ich befürchtete, ihn mit meiner schonungslosen Aufklärung überrumpelt und in eine reaktive Depression gestürzt zu haben, verordnete unter dieser Hypothese niedrigdosiert ein Antidepressivum und setzte die regelmäßige Gabe von Morphium ab, das ihm die Schwestern nur noch auf seine Aufforderung hin geben sollten. Er äußerte jedoch täglich weniger Verlangen danach.

Drei Tage später hatte ich Nachtdienst und wurde von der Schwester gegen halb zwölf in der Nacht zu Herrn F. gerufen, der mich möglicherweise zuvor auf dem Flur gehört hatte. Er forderte mich auf, mich an sein Bett zu setzen, und begann von den glücklichen und unglücklichen Momenten seines Lebens zu erzählen. Das größte aktuelle Unglück lag darin, daß sich seine jüngste Tochter entgegen seinen Wünschen und Hoffnungen in die Fremde verheiratet hatte. Er hatte ihr sein Haus als Erbteil zugedacht mit der Vorstellung, daß sie, verheiratet oder ledig, im elterlichen, wohl großen Haus wohnen bleiben und ihn und seine Frau im Alter unterstützen würde. Die jungen Leute hätten seine Bedenken nicht geteilt, und kaum sei die Tochter ausgezogen, werde er auf den Tod krank. Er wünsche sich jetzt, sobald wie möglich nach Hause gehen zu dürfen, um die Zeit, die ihm noch bleibe, mit seiner Frau zu verbringen, außerdem wolle er sein Testament ändern und sein Haus der zweiten Tochter vermachen. Er forderte mich auf, einen Termin für einen Familienrat an seinem Krankenbett baldmöglichst mit allen vier Frauen zu vereinbaren, ich müsse unbedingt dabeisein und ihm helfen, seine Entscheidungen seiner Familie nahezubringen. Ich willigte ein, mich zu seinem Sprachrohr zu machen, unter der Bedingung, daß die Erbschaftsangelegenheiten dabei nicht berührt werden sollten. Die Besprechung fand am übernächsten Tag statt. Anschließend stand Herr F. auf und verließ zu Fuß, seinen Koffer tragend, in Begleitung seiner Familie das Krankenhaus.

Der Hausarzt sagte mir später am Telefon, Herr F. habe zu Hause noch einige beschwerdefreie Wochen verlebt und sei dann sehr schnell gestorben. Er habe sich nicht mehr ins Krankenhaus einweisen lassen wollen. Soweit er wisse, sei es noch zu einem Notariatstermin gekommen.

Wir kennen nur Bruchstücke der sonstigen Lebensgeschichte des Herrn F. Er stammte aus einfachen, ländlichen Verhältnissen, war in der Landwirtschaft groß geworden, aber wegen des ungenügenden Verdienstes sein gesamtes Erwerbsleben lang als Arbeiter in einem der wenigen größeren Industriebetriebe der Region tätig gewesen. Im Nebenerwerb war er Landwirt geblieben und hatte sich nach seiner Berentung als 62jähriger zusammen mit seiner Ehefrau, die noch sehr rüstig und gesund wirkte, wieder vermehrt der Landwirtschaft zugewandt.

Als junger Mann hatte er geheiratet, ein Haus gebaut und war mit Anfang 20, als Endzwanziger und als Mittdreißiger zum Vater jeweils einer Tochter geworden. Die älteste war seit vielen Jahren verheiratet, war Mutter zweier erwachsener Kinder und betrieb zusammen mit ihrem Mann als Pächter ein größeres Hotel am Ort. Die mittlere Tochter lebte als Hausfrau und Mutter zweier schulpflichtiger Kinder im Nachbarort im Eigenheim, ihr Mann war Jurist, sie selbst hatte den Beruf der Erzieherin erlernt. Die jüngste Tochter hatte bis kurz vor Ausbruch der Krankheit ihres Vaters im Elternhaus gelebt und war gerade erst ausgezogen, um einen Dänen, der von Beruf Angestellter eines Luftfahrtunternehmens war, zu heiraten und mit ihm nach Kopenhagen zu ziehen. Für Herrn

F. war mit dem Auszug der jüngsten Tochter, zu der wohl schon immer eine besonders innige Beziehung bestanden hatte, eine Welt zusammengebrochen. Er hatte in ihr die Stütze seines und seiner Ehefrau nahenden Alters gesehen, er hatte ihr sein Haus vererben wollen, verbunden mit der Erwartung, daß sie ihn in alten und kranken Tagen versorgen solle.

Ich habe ihrer Art und ihrem Auftreten nach selten ein so unterschiedliches Schwesterntrio erlebt. Die älteste war, ähnlich wie ihre Mutter, eine eher unscheinbare Frau und trat, auch darin ihrer Mutter ähnelnd, ausgesprochen bescheiden und zurückhaltend, fast etwas scheu und unterwürfig auf. Dabei war die große Sorge um den Gesundheitszustand ihres Vaters immer deutlich spürbar. Die mittlere Tochter war eine ausgesprochen attraktive, elegante Frau um die 40. In ihrer schlanken Erscheinung eher dem Vater ähnelnd, ließ ihr Auftreten das Milieu ihrer Herkunftsfamilie nicht erkennen. Sie war sprachlich sehr gewandt, forderte immer wieder Aufklärung und Erklärung und konnte nicht verstehen, daß wir vor dem Tumor kapitulierten und erklärten, ihren Vater nicht heilen zu können. Die jüngste schließlich wirkte trotz ihrer 36 Jahre wie ein Schulmädchen, immer leicht unentschieden zwischen Flirten und Schmollen, und schien den Ernst der Lage kaum zu begreifen. Dabei schien sie von der Wichtigkeit der Aufgabe, ihren Vater zu besuchen, durchaus erfüllt, und mit der Hilfe ihres Ehemanns, der bei einer dänischen Fluggesellschaft beschäftigt war, jettete sie dauernd zwischen Basel und Kopenhagen hin und her.

Wir wissen nichts über frühere Krisen im Leben von Herrn F. Als man ihm zwölf Jahre vor der Tumorerkrankung die Diagnose einer Leberzirrhose mitteilte, konnte er, wie er selbst eher beiläufig erwähnte, von einem Tag auf den anderen auf jeglichen Alkoholkonsum verzichten. Die Angehörigen bestätigten die komplette Alkoholkarenz, und nur die älteste Tochter erwähnte mir gegenüber einmal, daß die Trinkgewohnheiten des Vaters zuvor ein Problem gewesen seien. Ich hatte nie Zweifel an der geglückten Überwindung seiner Alkoholkrankheit, vielleicht wegen der Strenge und Ernsthaftigkeit, die ich in der Kommunikation mit Herrn F. wahrnahm und die mir ein Spiel mit verdeckten Karten auszuschließen schienen.

Die Kopplung von Erbschaft und Versorgung der Eltern im Alter ist eine im äußersten Südwesten Deutschlands, im ländlichen Raum, durchaus noch sehr gebräuchliche Form der Erbschaftsregelung. Herr F. schien aber über seine jüngste Tochter in einer die patriarchalischen Gepflogenheiten übersteigenden Weise verfügen zu wollen. Es wurde spürbar, daß sie wohl auch nicht hatte erwachsen werden dürfen und mit ihrer jugendlichen Heiterkeit und Unbedarftheit die altersmüde Stimmung ihres Vaters vertreiben sollte. Zweifel daran, inwieweit er tatsächlich bereit war, sie mit einem Schwiegersohn zu teilen, schienen genauso angebracht, wie es mir unvorstellbar war, daß diese junge Frau Krankenpflegedienst verrichten würde.

Die Erschütterung, die Herrn F. ergriff, als sich seine geliebte jüngste Tochter in dieser Weise von ihm abwandte, war allumfassend. In dieser todessehnsüchtigen Stimmung mag ihm die durch mich gestellte Diagnose einer unheilbaren Krankheit in gewisser Weise einer Rehabilitation seiner Weltsicht vor seiner Familie entsprochen haben; als schwere zusätzliche Bedrohung seiner Person und seines Lebens war sie nicht mehr zu integrieren. Der

Bauchschmerz war sicherlich zunächst als körperlich ge-
ronnener Schmerz über den Verlust seiner Tochter im
Sinne einer semiotischen Regression zu verstehen. Nachdem er aber darüber hinaus als Indiz einer todbringenden
Krankheit interpretiert werden mußte, blieb Herrn F. nur
noch der Weg in die Selbstaufgabe: Nicht nur die wichtig-
ste Beziehung in seinem Leben war zerbrochen, jetzt
drohte die Kontinuität seines Seins schlechthin zu zerbre-
chen, der Tumorschmerz kündete von der im Vergehen
begriffenen Integrität zwischen Körper und Seele. In dieser aussichtslosen Lage fand Herr F. nach der Anbahnung
einer Ersatz-Beziehung zu mir als seiner Ärztin die Kraft,
ins Leben zurückzukehren und die Beziehungen zu seiner
Familie neu zu ordnen.

Vor dem Hintergrund dieser Familiengeschichte kann
man sich nun noch einmal genauer der Frage zuwenden,
was hier zwischen mir und dem Patienten vor sich gegangen war und wie unsere Kommunikation aus der Sicht der
Integrierten Medizin ablief.

Herr F. wurde mit einem unklaren Schmerzsyndrom
stationär aufgenommen: Er litt an starken, immer abends
zur selben Zeit einsetzenden und ihn die Nacht über wach
haltenden rechtsseitigen Oberbauchschmerzen. Der behandelnde Stationsarzt hatte zunächst als krankhaften
Befund lediglich die stark vermehrte Flüssigkeit im
Bauchraum bei bekannter Leberzirrhose gefunden und
behandelte in üblicher Weise harntreibend, auch in der
Annahme, die Schmerzen könnten womöglich durch den
erhöhten Druck im Bauchraum hervorgerufen werden.
Die Flüssigkeitsmenge nahm so zwar ab, die Schmerzen
blieben jedoch da. So kam es zu einem Passungsverlust
zwischen Herrn F. und seinem Arzt: Der Arzt behandelte

die krankhafte Flüssigkeitsansammlung, Herr F. hatte Schmerzen, die ihm allnächtlich den Schlaf raubten und für die er keinerlei Linderung erfuhr.

Der Stationsarzt ging in Urlaub, und ich übernahm die Station vertretungsweise. Ich verstand Herrn F.s Symptom genausowenig wie mein Kollege, war aber der Überzeugung, daß ein Versuch der Schmerzlinderung mit Hilfe von Morphium angebracht sei, auch ohne passende Schmerzerklärung nach dem Ursache-Wirkungs-Modell. Diese Maßnahme verschaffte Herrn F. Linderung, er wurde weitgehend schmerzfrei und konnte nachts schlafen. Er fühlte sich insgesamt wohler und auch besser verstanden und gab seiner Zufriedenheit mit unserem Team, insbesondere aber mit mir, deutlichen Ausdruck.

Zwischen uns hatte sich eine Beziehung angebahnt, in der ich als Ersatzperson für die verlorene Tochter diente: Ich fühlte mit ihm und seinem Schmerz und versuchte zu lindern. Die Passung hatte sich dadurch verändert. Ich reagierte auf ihn nicht als geschwollenen Bauch, sondern auf einen Menschen mit Schmerzen, allerdings noch ohne Vorstellung von der Art seines Schmerzes. Als seine empathische Ärztin freute ich mich mit ihm, daß es ihm besserging, als seine zur Ursachenforschung verpflichtete Behandlerin bekam ich nach und nach selber sprichwörtliches Bauchweh, und so rollte ich die Diagnostik wieder auf, zunächst einmal per Ultraschall.

Von mir unbemerkt war es dabei erneut zu einem Wechsel des verwendeten Modells gekommen. Hatte ich durch den Wechsel vom offenen zum geschlossenen System zuerst eine gemeinsame Wirklichkeit mit dem Patienten herstellen können, als es um die Schmerzbekämpfung, um die Anerkennung seiner starken Schmerzen im Zustand des Körper-Seins ging, war ich nun zur Betrachtungsweise im offenen System zurückgekehrt. Nachdem ich den Tumor gefunden hatte, war mein Wissensdurst im Ursache-Wirkungs-Modell befriedigt: Der Oberbauchschmerz ließ sich überzeugend als Folge der Leberkapselspannung und der Stauung der großen Lebervenen erklären. Die Diagnose eines fortgeschrittenen Tumorleidens bedeutet innerhalb des traditionellen schulmedizinischen Betriebs aber immer auch eine Kapitulation, nämlich vor unserem Anspruch, unsere Patienten heilen zu können. Das Ursache-Wirkungs-Modell ist befriedigt, gibt aber keine Handlungsanweisung mehr.

Herr F. konnte nicht mehr mit der Absicht der Heilung in irgendeinem Tumorzentrum aggressiv behandelt werden. Auch wenn es eine todbringende Diagnose war, die ich ihm mitteilen mußte, verschaffte sie mir doch eine gewisse Erleichterung, weil ich ja die Ursache der Beschwerden gefunden hatte. In dieser Situation verkannte ich, daß meine Haltung auch etwas tendenziell Triumphales annahm, ein bißchen nach dem Motto: »Ich gratuliere Ihnen, Sie sind kein Simulant.« Meine Aufklärung versuchte nicht, an die Passungsgeschichte zwischen uns anzuknüpfen. Ich informierte ihn lediglich ernst und sachlich über das bevorstehende Ende seiner Geschichte. Ich zerschlug sozusagen mit einem Mal alles Porzellan, das wir zuvor in langen Visitengesprächen in unserer gemeinsamen Vitrine angesammelt hatten. Nachdem seine Tochter ihn verlassen hatte, drohte nun ich, die er als Ersatztochter hatte annehmen können, ihn nicht nur erneut aus der Bahn, sondern regelrecht aus dem Leben zu werfen.

Herrn F. erfaßte eine tiefe Verzweiflung. Sein Symptom, der Schmerz, nahm wieder an Intensität zu. Je weniger ich von seiner Situation begriff, je weniger ich verstand, daß er die Beziehung zu mir brauchte, mein therapeutisches Angebot aber nur noch dem Tumorschmerz galt, desto mehr Schmerzmittel brauchte er. Er sprach nicht mehr mit mir, auch nicht mit seinen Angehörigen oder den Schwestern, weil ihn seine Verzweiflung sprachlos gemacht hatte. Unsere gemeinsame Wirklichkeit war zerbrochen.

Herr F. und ich haben nicht über den Wechsel der Wirklichkeitskonstruktionen miteinander verhandelt, sondern ich hatte die Regeln des kommunikativen Realitätsprinzips zugunsten des pragmatischen der trivialen Maschine verlassen. Bei diesem Wechsel spielte vermutlich eine Rolle, daß ich innerlich nicht bereit war, mich auf die Todesangst des Patienten, seine Verlusterfahrungen und seine existentiellen Befürchtungen in einer angemessenen Weise einzulassen. Die nach den Regeln des offenen, trivialen Systems gegebene Erklärung über die Art der Erkrankung und ihre Unheilbarkeit folgt dabei unausgesprochen einem moralischen Anspruch, den der Arzt von seinem Patienten einfordert: Weil wir nun wissen, daß wir den Kranken nicht mehr heilen können, geben wir unsere Verantwortung ab, wir geben sie dem Kranken zurück. Im Geiste einer protestantischen Ethik appellieren wir an die Idee einer Selbstverantwortung und Selbstbestimmung des Patienten, und das gerade zu einem Zeitpunkt, wo der Kranke seine Autonomie in einem bisher nicht gekannten Ausmaß eingebüßt hat und somit eben diesen hehren, sich moralisch begründenden Erwartungen nicht entsprechen kann. Hier wird einmal mehr eine Grenze des ärztlichen Handelns nach den Regeln des offenen Systems sichtbar, das ungewollt ›toxische‹ Nebenwirkungen entfalten kann und den Patienten quält, indem es ihm eine gemeinsame Wirklichkeit versagt.

Ich war entsetzt über Herrn F.s schnellen Verfall. Mit der Dynamik des Tumorleidens konnte ich mir den jetzt offenbar unmittelbar bevorstehenden Tod nicht erklären. Ich fragte ihn immer wieder, ob er sich uns nicht mitteilen könne oder ob er sich uns nicht mitteilen wolle. Er gab mir keine Antwort, sondern blickte mich nur unsagbar traurig aus großen, wachen Augen an. Da Herr F. nicht mehr mit mir sprach, bedurfte es einer gemeinsamen semiotischen Regression auf ein anderes Kommunikationssystem, in dem wir uns verständigten: Es war der Blick des Patienten, der mich berührte und mir auf vorsprachliche Weise zur Antwort gab, daß er vielleicht todtraurig, aber nicht sterbend sei. Seine Augen waren wach und ließen erahnen, daß Herrn F. vielschichtige Wünsche und Ängste, Befürchtungen und Hoffnungen bewegten.

Der Regelkreis des Blicks ermöglichte auf der vorsprachlichen, ikonischen Ebene eine kommunikative Abstimmung, die mir den erneuten Zugang zu der individuellen Wirklichkeit meines Patienten eröffnete. Ich hatte erneut das Modell gewechselt und betrachtete ihn jetzt wieder nach dem Modell des geschlossenen Systems des Körper-Seins: nicht-trivial. So konnte erneut eine gemeinsame Wirklichkeit entstehen, in der ich etwas von seiner Todesangst und seinen Hoffnungen begriff. Es war eine zerbrechliche gemeinsame Wirklichkeit im Reich dieser Ikonizität, die da zunächst zwischen uns entstand, ein dünner Faden nur, an dem Herr F. aber von der Pforte des Todes zurück ins Leben finden konnte. Als seiner jüngsten Tochter etwa gleichaltrige Ärztin bot ich mich erneut als Ersatz für diese Beziehung an, die ihm in seinem bisherigen Leben soviel bedeutet hatte. Indem er dieses Angebot aufgriff, kam es zu einer radikalen Neukonstruktion seiner individuellen Wirklichkeit. An die Stelle des schmerzerfüllten Körper-Seins trat das wieder autonome Körper-Haben eines in eine funktionierende Organismus-Umwelt-Beziehung eingebundenen Individuums. Die Dominanz des Subsystems »Lebertumor« mit der festen Verbindung »unerträgliche Schmerzen« war durch die Integration des Gesamtorganismus auf der Ebene der sozialen Beziehungen überwunden worden.

Zeichentheoretisch sind das Zeichenrepertoire des Auges und die Bedeutung des Blickverhaltens in der zwischenmenschlichen Kommunikation ein relativ gut erforschtes Gebiet. Man hat festgestellt, daß die verschiedenen Blickfunktionen, wie die Vermittlung von Sympathie, Intimität, Feindseligkeit, Aggression oder Dominanz ohne Berücksichtigung der Mimik oder des sozialen und kommunikativen Kontextes erkennbar sind (vgl. Nöth 2000).

Nachdem Herr F. endlich auch wieder in das symbolische Reich der Sprache zurückgefunden hatte, machte er von mir in dieser Tochterersatz-Rolle expliziten Gebrauch. Einerseits schilderte er mir seine Enttäuschungen der letzten Zeit, andererseits benutzte er mich aktiv als Mittlerin zwischen sich und seiner Familie: Ich sollte zunächst in seinem Beisein mit seinen Angehörigen sprechen, bevor er wieder das Wort an seine Familie richtete. Ich diente als Brücke, über die er seine Rolle als Familienoberhaupt wieder einnahm.

Wir hatten über den Regelkreis des Blicks wieder zueinander in Beziehung treten können. Es war die erste Beziehung, die der schwer depressive Patient wieder hatte aufnehmen können. Nach der um mich erweiterten Familienkonferenz konnte Herr F. zu Fuß in Begleitung seiner Familie das Krankenhaus verlassen und noch mehrere Wochen schmerzfrei zu Hause verbringen. Er hatte ein klares Ziel vor Augen, er wollte noch testamentarische Verfügungen treffen, in die seine Erfahrungen der letzten Wochen, insbesondere das Erlebnis, von seiner jüngsten Tochter verlassen worden zu sein, eingingen. Aus dieser Aufgabe erwuchsen ihm zur großen Überraschung und Verwunderung aller Beteiligten ungeahnte Kräfte. Er konnte seine Welt autonom so ordnen, daß es ihm möglich schien, sie auch zu verlassen. In dieser neu gewonnenen Autonomie verschwand sein Symptom ›Schmerz‹ vollständig, und er brauchte keinerlei Opiate mehr. Aber auch auf mich, die Ersatzdroge, konnte er verzichten, ich hörte von ihm nichts mehr, nachdem er entlassen worden war.

Dieser Fall veranschaulicht in drastischer Weise, wie der Verlauf einer Krankengeschichte davon bestimmt wird, nach welchem Modell der Arzt seinem Patienten begegnet: Sieht er in ihm einen ihm weithin unbekannten Menschen mit einer nach dem offenen Modell beschreibbaren Krankheit, die er zu behandeln versucht, oder verhält er sich gleichzeitig nach den Regeln des kommunikativen Realitätsprinzips, mit denen er anerkennt, daß sein Patient ein geschlossenes System ist, von dem er nur in der Konstruktion einer gemeinsamen Wirklichkeit verstehen und erkunden kann, was er erlebt und erleidet. Als Teil der Umwelt des Patienten in dessen Einheit des Überlebens wirkt der Arzt in jedem Fall, wobei die schädigende die hilfreiche Wirkung sehr wohl übersteigen, der Nocebo-

Effekt der Droge Arzt durchaus größer sein kann als der Placebo-Effekt.

Das geschlossene System der Einheit des Überlebens aus Organismus und Umwelt eröffnet der Medizin neben der objektiven eine subjektive Pathologie. Sie zeigt uns den Aufbau lebender Systeme aus Subsystemen verschiedener Ebenen (Zellen, Organe, Organismen, soziale Gruppen), die durch ›Aufwärts‹- und ›Abwärts‹-Effekte miteinander verbunden sind. Dieses komplexe Gebilde ist überraschend flexibel: Passungsverluste auf einer Ebene können über Kompensationsversuche auf einer anderen Ebene zu einer sofortigen Umkonstruktion führen, die die Einheit des Ganzen erhalten soll. Ein Passungsverlust auf der sozialen Ebene führte zu einer Regression auf die Ebene des ikonischen Erlebens, das unter den besonderen Gegebenheiten nur noch in der Einschränkung auf Schmerzen gelebt werden konnte. Eine Wiederherstellung der Passung auf der sozialen Ebene stellte das Gleichgewicht zwischen ikonischer, indexikalischer und symbolischer Ebene wieder her und ließ die Schmerzen fast vollständig abklingen.

Aus dem Blickwinkel der Integrierten Medizin und damit des Konstruktivismus stellt sich diese Fallgeschichte folgendermaßen dar: Der Patient wird als offenes System gesehen, welches als triviale Maschine den Gesetzen der Physik folgt (er leidet an Leberzirrhose, dadurch entstandener freier Flüssigkeit im Bauchraum, infolgedessen erhöhtem Druck im Bauchraum und infolgedessen Schmerz). Aus der Konstruktionsregel ›offenes System‹ folgt auch die Anwendung des pragmatischen Realitätsprinzips. Die Richtigkeit einer Konstruktionsregel muß sich aber im Handeln erweisen. Im konkreten Fall bedeutet dies, daß die Ausschwemmung der Flüssigkeit aus dem Bauchraum den Schmerz hätte bessern sollen. Dies ist jedoch nicht der Fall.

In systemischer Hinsicht wird anfangs ein Bild nicht vom gesamten Patienten, sondern von einem Subsystem entworfen, und zwar von Bauch und Leber. Warum dieser Patient Alkoholiker war, warum er abstinent werden konnte, worunter er jetzt leidet, ist nicht Gegenstand der medizinischen Betrachtung, die sich zunächst auf ein Subsystem beschränkt. Andere als indexikalische Zeichen werden aus der nicht-trivialen Maschine, der Black Box Patient, nicht wahrgenommen.

In semiotischer Hinsicht interessieren in der zunächst schulmedizinischen Sichtweise nur indexikalische Zeichen: Aszites-Menge, Befund der Darmspiegelung, Labordaten. Dieses Vorgehen stellt eine bestimmte Passung zum Patienten her, die durchaus hätte erfolgreich sein können, wenn sich das Problem des Patienten auf dieser System-Ebene, in dieser Zeichenklasse und mit dieser Konstruktionsregel hätte begreifen lassen. Dies ist aber nicht der Fall. Der Schmerz und das Leiden des Patienten nehmen zu.

Interessanterweise reagiert die Ärztin nun auf die anhaltenden Klagen, also auf ein Gefühl des Patienten. Sie integriert damit ikonische Zeichen und verläßt die biotechnische Sichtweise des offenen Systems. Damit ändert sich auch das Realitätsprinzip: Die Ärztin lindert das Gefühl Schmerz und wechselt bei dieser Gelegenheit in das kommunikative Realitätsprinzip. Diese Form der Kontaktaufnahme hat erstmals Erfolg, der Patient antwortet positiv: Es geht ihm besser. Dieser Vorgang ist hoch bedeutsam. Der Patient möchte kommunizieren, was aber aufgrund einer Passungsstörung scheiterte: Er wurde zunächst auf ein pragmatisches Kommunikationsprinzip reduziert, obwohl er eine gemeinsame Wirklichkeit, also ein kommunikatives Realitätsprinzip suchte, in dem er über Gefühle und deren Bedeutung sprechen wollte.

Als allgemeines Muster von Passungsstörungen sehen wir hier das Aufeinandertreffen von an sich unvereinbaren Realitätsprinzipien. Gleichzeitig findet von seiten der Ärztin eine Art Passungsdiagnostik statt: Sie erprobt, mit welchem Kommunikationsprinzip sich eine bessere Passung ergibt.

In ihrem Krankenbericht ist gleich der erste Satz bemerkenswert: »Ich klärte ihn in vollem Umfang über seine Erkrankung auf.« Darin ist implizit eine Reihe von Annahmen enthalten: Das Leberkarzinom sei die gesamte Erkrankung, über die zu informieren sei; die Ärztin wisse alles Erforderliche, eine gemeinsame Wirklichkeit mit dem Patienten im Sinne des kommunikativen Realitätsprinzips sei deshalb nicht notwendig; die Krankheit des Patienten lasse sich auf der Systemebene ›Körper‹ erklären.

In den folgenden Sequenzen sind die Ärztin und die Familie intensiv mit der Systemebene ›Körper‹ beschäftigt, der Patient hingegen wird immer stiller, er klagt über Schmerzen, die mit Morphium nicht mehr stillbar sind. Nebenbei bemerkt: Der Patient wird still, die Schmerzen lassen sich nicht stillen, und das Stillen ist zu Beginn jedes Lebens ein höchst ikonischer Vorgang. Der Schmerz als ikonisches Zeichen enthält in unserem Fall eine Botschaft, die nicht mehr verstanden werden kann. Es ist offensichtlich zum Passungsverlust gekommen. Wir können diesen

Vorgang als semiotische Regression bezeichnen, die sich bemerkenswerterweise auf beiden Seiten, bei Ärztin und Patient, abspielt. Der Patient verstummt, die symbolische Zeichenklasse verarmt, statt dessen hypertrophiert bei ihm – diese Verarmung ausgleichend – das ikonische Zeichen Schmerz. Auf seiten der Umgebung dominiert statt dessen Indexikalität. Die individuelle Bedeutung der Erkrankung (symbolische Ebene) und deren Wahrnehmung (ikonische Ebene) bleiben desintegriert und unverbunden. Dieses Phänomen kann Notindexikalisierung genannt werden. Bedeutungen und Gefühle sind zu belastend und werden deshalb in der Not desintegriert zugunsten mechanistischer Konstrukte.

Es ist allerdings nicht zum endgültigen Passungsverlust gekommen. Die Ärztin nimmt punktuell weiter einige ikonische Botschaften des Patienten wahr, vor allem den Ausdruck seines Blicks. Auch der Patient selbst gibt nicht auf. Er geht auf das Angebot der Ärztin ein und beginnt zu sprechen. Damit ist die symbolische Ebene wieder erreicht, die Bedeutung des ikonischen Zeichens Schmerz wird in gemeinsamer Wirklichkeit verständlicher.

In biosemiotischer Hinsicht sind jetzt alle Zeichenklassen integriert, in konstruktivistischer Hinsicht dominiert das kommunikative Realitätsprinzip, in systemischer Hinsicht ist jetzt die Systemebene des gesamten Organismus mit all seinen Beziehungen präsent, nicht nur ein Subsystem.

Interessanterweise entsteht in diesem integrativen Vorgang ein biographisches Narrativ. Der Patient konstruiert sich selbst und seine Lebensgeschichte durch Sinngebung und Bedeutungserteilung. Das Narrativ des

Patienten, die Geschichte, die er für sich gefunden hat und zunächst mit seiner Ärztin, dann mit seiner Familie entwickelt, wirkt sehr lebendig. Auch dieses Phänomen ist für eine allgemeine Pathologie von Passungsstörungen bedeutsam: Jede unbehobene Passungsstörung hinterläßt im autobiographischen Narrativ ihre Spuren in Form pathologisch veränderter Teile. Dies können zum einen Bereiche sein, in denen einzelne Zeichenklassen desintegriert sind, zum anderen solche, in denen das kommunikative Realitätsprinzip zerfallen oder die Geschichte des Gesamtorganismus auf die Geschichte von Subsystemen reduziert ist. Wann immer wir mit einem Patienten seine Lebensgeschichte entwickeln, wird uns die Art und Beschaffenheit dieses Narrativs über Ausmaß und Schwere von Passungsstörungen und Passungsverlust in der Geschichte des Patienten informieren.

In der dualistischen Schulmedizin werden die Vorgänge der Bedeutungserteilung, der Passung, der Passungsstörung und der individuellen Konstruktion von Lebenswirklichkeiten ignoriert. Dennoch: Die Schulmedizin weiß um dieses Defizit, hat es erkannt. Letztlich spürt jeder Arzt auf seine individuelle Weise, daß der Mensch keine triviale Maschine ist, unterteilt in Körper und Seele. In der Schulmedizin hat sich innerhalb dieses blinden Flecks in den vergangenen Jahrzehnten ein neues Fach entwickelt, das unter dem Namen Psychosomatik weithin bekannt geworden ist.

9. Psychosomatik:
Die Notlösung

In einer Sendung des Bayerischen Fernsehens vom Dezember 2004, *Die Sprechstunde*, von der Ärztin Dr. Antje-Katrin Kühnemann moderiert, kam ein Patient zu Wort, der gleichzeitig selbst Arzt war – sozusagen ein ›Zwitterwesen‹. Er berichtete von seiner eigenen Krankengeschichte, die sieben Jahre zuvor mit einem sehr schmerzhaften Schulter-Arm-Syndrom begonnen hatte, das ihn stark einschränkte. Die Suche nach dem richtigen Arzt gestaltete sich schwierig, wenn sie auch eine Erfahrung war, die er nach eigener Aussage nicht missen wollte. Alle Münchner Koryphäen wurden aufgesucht, Neurologen, Orthopäden, Neurochirurgen, Ärzte für physikalische Medizin – und immer nur diejenigen, die als die besten galten. Dabei erhielt er von jedem der Ärzte eine andere Auskunft, zum Teil völlig konträrer Art: Der eine Arzt riet zur Operation, der nächste bezeichnete die Operation als das Schlimmste, worauf sich der Patient einlassen könne. Der eine Arzt empfahl Krankengymnastik, der andere befand, Krankengymnastik bringe gar nichts. Und wenn sich mehrere Ärzte einig waren, daß operiert werden müsse, so war der eine der Meinung, man solle von vorn operieren, der andere riet zum Gegenteil. Der eine Arzt sagte, man solle die Bandscheibe belassen, der andere wollte sie auf jeden Fall entfernen.

So ging der Patient ein halbes Jahr lang von Arzt zu Arzt und war verständlicherweise immer mehr verunsichert. Er fühlte sich nicht ernst genommen und allein gelassen, wurde zunehmend depressiv und erwog sogar, seinen Beruf aufzugeben, weil er wegen der Schmerzen nicht mehr arbeiten konnte. Eine wichtige Erfahrung während dieser Zeit war es für ihn, daß er, kaum hatte er das Sprechzimmer eines Arztes verlassen, regelmäßig das Gefühl bekam, seine Fragen gar nicht gestellt zu haben, die Chance verpaßt zu haben, Antworten auf diesen ganzen Katalog von Fragen zu bekommen. Daß Patienten die Möglichkeit haben müssen, ihre Fragen zu stellen und aktiv in einen Entscheidungsprozeß mit einbezogen zu werden, war seine Erkenntnis aus solchen Situationen.

Recht beiläufig und unvermittelt berichtet der Patient dann weiter über den Krankheitsverlauf: Er habe plötzlich eine Möglichkeit für einen minimal-invasiven Eingriff gesehen, der ambulant durchgeführt wurde. Am Tag nach der Operation waren die Schmerzen weg, einen Tag später war der Mann zum erstenmal seit Monaten wieder in der Lage, zu Hause den Rasen zu mähen.

Leider endete der Beitrag da, wo es eigentlich interessant wird. Wenn dieser Patient, zufällig auch ein Arzt, doch so viele widersprüchliche Empfehlungen von Ärzten, Chirurgen und Orthopäden erhalten hatte, wie kam es dann, daß er sich doch hatte operieren lassen? Warum gerade von diesem und keinem anderen Chirurgen? Wie hatte er zu ihm – der ihm dann ja zum Glück auch wirklich helfen konnte – Vertrauen gefaßt?

Ich kontaktierte und fragte ihn, seine Antwort lautete: »Ich hegte ›als Patient‹ bei den vielen Konsultationen viele Zweifel: Mir wurde oft nicht richtig zugehört, ich fühlte mich oft nicht richtig verstanden, auf meine individuelle Situation wurde nicht eingegangen. Mir schien oft, daß jeder Arzt, den ich konsultierte, ein spezifisches (und beschränktes) Spektrum anbot und mir gerade dieses Spektrum überstülpen wollte. Bei dem Neurochirurgen, dem ich mich letztlich anvertraute, war das anders: Er hörte mir zunächst einmal interessiert zu, fragte nach, machte sich ein Bild, das er mit mir besprach, und dann bot er mir mehrere Alternativen an, besprach dann mit mir deren Vor- und Nachteile. Schließlich fühlte ich mich verstanden und informiert. Dieser ganze Prozeß dauerte weniger als eine halbe Stunde, und plötzlich machte es bei mir ›Klick‹ – und ich war mir sicher, mich zu dem richtigen Eingriff zu entscheiden.«

Es steht ohne Zweifel fest, daß die vielen Münchner Koryphäen, die er schon aufgesucht hatte, diese Operation technisch genauso gut hätten ausführen können wie der letztlich erfolgreiche Neurochirurg. Der Patient entschied sich aber für den Arzt, zu dem er eine Beziehung aufgebaut hatte, die auf Vertrauen beruhte und in einem Gespräch entstanden war. Er hatte den passenden Arzt gefunden, es war zu einer Passung gekommen; im kommunikativen Austausch zwischen Arzt und Patient, in komplexen Zeichenprozessen zwischen zwei sich völlig fremd gegenüberstehenden Lebewesen, konnte eine gemeinsame Wirklichkeit entstehen, in der eine Festlegung des Behandlungsauftrags für Patient und Arzt möglich wurde. In seinem Bericht benutzt der Patient für diesen Vorgang der Konstruktion einer gemeinsamen Wirklichkeit die anschauliche Formulierung: »Er machte sich ein Bild, […] und plötzlich machte es bei mir ›Klick‹«.

Dieser Fall, in dem ein Arzt zum Patient wurde, ist ein Beispiel für eine gelungene Kommunikation zwischen Arzt und Patient. Solche Beispiele findet man in der Schulmedizin eher selten, denn weder während des Medizinstudiums noch in der Ausbildung zum Facharzt gibt es Angebote, etwas über gelungene und mißlungene Kommunikation zu lernen. Dennoch: Die Schulmedizin weiß um dieses Defizit. Anstatt aber die gängige Praxis zu ändern, wurde ein eigenes Fach, die Psychosomatik, kreiert. Daß auch vermeintlich mechanische, triviale Vorgänge wie etwa chirurgische Eingriffe mißlingen können, wenn sie von Kommunikationsstörungen begleitet werden – wie es im Kapitel über Wundheilungsstörungen ausgeführt worden ist –, und daß sie im Fall einer gelungenen Kommunikation zum gewünschten Erfolg führen können, wie es der gerade beschriebene Fall zeigt, hat erfahrene Chirurgen dazu veranlaßt, Psychologen oder Psychosomatiker in ihre Teams aufzunehmen. Das ist zum Beispiel in der Transplantationschirurgie heute ein selbstverständlicher Standard (vgl. Schulz u. a. 1999). Was aber ist Psychosomatik? Wie ist sie definiert, woher bezieht sie ihre Identität als inzwischen sogar eigenständige medizinische Facharzt-Disziplin?

Das Wort Psychosomatik ist in der Geschichte der Medizin noch nicht allzu lange, erst seit etwa 200 Jahren, gebräuchlich. In den letzten Jahrzehnten ist es außerhalb des medizinischen Bereichs zu einem Modewort geworden. Man bezeichnet damit gern Befindlichkeitsstörungen, für die die Seele, die Konstitution oder der Charakter des Betroffenen zumindest teilweise verantwortlich gemacht werden können. Eigentlich ist dieser Gebrauch des Begriffs Psychosomatik eine Gegenreaktion darauf, daß Psyche und Soma, Seele und Körper, in der Schulmedizin getrennt betrachtet und auch getrennt behandelt werden; wenn man so will, ist der Begriff Ausdruck der Sehnsucht nach einer verlorengegangenen Ganzheitlichkeit.

Was man unter Psychosomatik heute versteht, ist vielschichtig und widersprüchlich. Es lassen sich vier Konzepte unterscheiden.

Nach der (auch historisch gesehen) ersten Variante ist die Psychosomatik eine eigenständige Krankheitstheorie, die besagt, daß es ›echte‹, d. h. ausschließlich psychosomatische Krankheiten gibt, zum Beispiel das Asthma bronchiale, die chronische Dick- oder Dünndarmentzündung (Colitis ulcerosa oder Enteritis regionalis) oder das Zwölffingerdarmgeschwür (Ulcus duodeni). Diese Krankheiten werden als zum Fachgebiet der Psychosomatik gehörend reklamiert. Obwohl es sich dabei nun wirklich nicht um harmlose organische Krankheiten handelt, sind Anhänger dieser Theorie der Ansicht, sie seien psychogen, also psychisch verursacht. Die Psychosomatik wäre damit die Lehre von den psychisch verursachten Krankheiten. Dieses Konzept ist längst überholt; wenn es psychosomatische Krankheiten gibt, dann muß es doch auch nicht-psychosomatische Krankheiten geben – man nenne mir eine einzige. Dennoch sitzt diese Vorstellung bis heute fest in den Köpfen der Patienten und auch der Ärzte, zumindest derjenigen meiner Generation.

Die zweite Variante der Psychosomatik beschäftigt sich mit den Krankheiten ohne organische Ursache. Diese nannte man früher funktionelle Krankheiten, heute muß man sie somatoforme Störungen nennen, was zwar dasselbe bedeutet, aber seriöser klingt, aus den USA kommt und in einem computeradaptierten Code, dem sogenannten ICD (International Classification of Diseases), verschlüsselt werden kann. Ein überzeugendes Konzept ist das nicht, aber hier sammeln sich viele Patienten, weil sie anderswo in der Medizin keinen Platz finden. Sie sind tatsächlich krank, das Herz rast, der Kopf oder der Bauch schmerzt, die Muskeln oder Gelenke tun weh, die Leistungsfähigkeit läßt nach. Karl Valentin hat das einmal so beschrieben: »Mein Magen tut weh, die Leber ist geschwollen, die Füße wollen nicht so recht, das Kopfweh hört auch nicht auf, und wenn ich von mir selber reden darf: Ich fühle mich auch nicht wohl.« Das ist eine typische Beschreibung von Körper-Haben im Gegensatz zum Körper-Sein in einer ganzheitlichen Denkweise. Als Fundament einer Krankheitslehre ignoriert das Konzept der ›Krankheiten ohne organische Ursache‹ vieles, nicht zuletzt die historische Dimension von Diagnoserastern: Bloß weil bislang für diese oder jene funktionelle Erkrankung noch kein körperliches Korrelat definiert worden ist, tut man so, als gäbe es keines, und steckt diese Erkrankungen alle in die gleiche Schublade. Vielleicht findet ja ein begnadeter Forscher demnächst eine organische Ursache für eine funktionelle oder somatoforme Krankheit – ist die Psychosomatik dann nicht mehr zuständig? Ist das vielleicht der Grund, warum sich die Psychowissenschaften mit so viel Hurra auf die Neurobiologie stürzen? Endlich kann man eine Emotion organisch lokalisieren, im Gehirn leuchtet es rot auf! Aber sicherlich wußte man doch schon vor der Erfindung des Kernspintomographen, daß Liebe und Haß, Scham und Trauer, Depression und Freude, Ekel und Begeisterung irgendwo im menschlichen Körper, zum Beispiel im Gehirn, auch eine organische Grundlage haben müssen. Das kann also auch nicht die Psychosomatik sein. Psychosomatik wäre dann ja die Medizin für Krankheiten ohne organische Ursache.

Die dritte Variante der Psychosomatik besagt, daß es Krankheiten gibt, die mit Psychotherapie behandelt werden sollten. Dieses Konzept verstehe ich sofort, und mir fallen auf Anhieb viele Patienten aus meiner chirurgischen Praxis ein, für die es zutrifft. Psychotherapie ist in diesem Modell für diejenigen Patienten da, bei denen entweder die Symptome oder der Verlauf einer Krankheit schwerere, unverstandene seelische Probleme ausdrücken oder bei denen die organische Krankheit selbst so nachhaltige psychische oder soziale Folgen auslöst, daß diese nicht allein bewältigt werden können. Psychotherapie ist in dieser Variante der Psychosomatik ein zu erlernendes Handwerk, wie zum Beispiel auch die Chirurgie eines ist, und ich erlebe sie als einen Segen für meine Patienten. Psychosomatiker müßten sich diesem Konzept zufolge Fachärzte für Psychotherapie nennen, was sie aber nicht wollen; statt dessen spricht man von Fachärzten für Psychosomatik und Psychotherapie. Diese Variante der Psychosomatik ist also einerseits von einer zutiefst dualistischen Denkweise geprägt: Die Seele sitzt in dem einen Stockwerk und macht den Körper, der sich in einem anderen Stockwerk befindet, krank. Andererseits könnte man darin aber – aus der Sicht der Integrierten Medizin betrachtet – schon ein Stück der Systemtheorie finden, in der von Subsystemen und Auf- und Abwärtsbewegungen die Rede ist. Diese Variante beinhaltet also zumindest einen Aspekt, den man ganzheitlich nennen könnte.

Aus diesen Überlegungen heraus kommt man zur vierten und letzten Variante, der zufolge Psychosomatik eine ärztliche Grundhaltung beschreibt. Ein Arzt, der diese Grundhaltung einnimmt, sollte den Patienten nicht in Körper und Seele aufgeteilt, in einzelne Organe zerlegt wahrnehmen und seine Krankheit nicht abschnittsweise und desintegriert behandeln. Diese Grundhaltung teile ich und wünsche jedem Patienten, daß er auf Ärzte trifft, die ihren Beruf mit dieser Haltung ausüben. Ebenso wünsche ich jedem Arzt, daß er in seiner Ausbildung und während seiner beruflichen Tätigkeit die Chance bekommt, diese Grundhaltung für sich zu erkunden und anzunehmen. Unter diesem Blickwinkel ist der Psychosomatiker ein Facharzt für ärztliche Grundhaltung.

Spätestens an dieser Stelle wird klar, daß sich die inhaltliche Bestimmung von Psychosomatik immer mehr dem Menschenbild annähert, von dem ich zu Beginn meiner Ausbildung einmal dachte, das sei die Humanmedizin. Allerdings frage ich mich, wieso eine solche ärztliche Grundhaltung, die eigentlich in die allgemeine Ausbildung einfließen sollte, in ein spezielles Fach ausgelagert werden muß. Wenn die Psychosomatik für die ganzheitliche ärztliche Grundhaltung zuständig ist, was ist der Schulmedizin damit verlorengegangen?

Als Antwort auf eine solche Frage ergibt sich eine fünfte Definition: Psychosomatik ist das institutionelle Outsourcing des Menschen aus der Schulmedizin. Indem die Psychosomatik als eigenständiges medizinisches Fach institutionalisiert wird, sind sowohl der Mensch ›Patient‹ als auch der Mensch ›Arzt‹ erfolgreich aus der Schulmedizin ausgeschlossen. Stört der Mensch Patient nachhaltig den Betrieb, wird er auf eine Psycho-Station oder in eine Psycho-Klinik verlegt – das Outsourcing war erfolgreich. Ähnlich ergeht es dem Menschen Arzt: Auch er kann stören, und sollte er das nachhaltig tun, wird er an seinem Arbeitsplatz scheitern, er wird gemobbt oder fällt dem Burn-out-Syndrom zum Opfer. Sofern er nicht resigniert, wird er in ein Psycho-Fach wechseln – das Outsourcing war erfolgreich.

Die Schulmedizin denkt mechanistisch, ihr Menschenbild ist dualistisch, zweigleisig, und möglicherweise ist das erwünscht, denn das Gesundheitswesen wird zur Zeit in rasantem Tempo zu einer großen Profitmaschine transformiert. Mit Einzelfällen, mit individuellen Arzt-Patient-Beziehungen, mit Narrativen und Fallbesprechungen läßt sich aber keine Gesundheitsindustrie aufbauen und profitabel unterhalten. Der berühmte amerikanische Internist Bernard Lown beschreibt das kurz und treffend so: »Ein profitorientiertes Gesundheitswesen ist ein Oxymoron, ein Widerspruch in sich.« (Lown 2004) Eine Integrierte Medizin ist nicht geeignet, in einem profitorientierten, industrialisierten Gesundheitswesen betrieben zu werden.

10. Integrierte Medizin:
Die Utopie

Das schon erwähnte Zitat Thure von Uexkülls von der Medizin für Körper ohne Seelen und der Medizin für Seelen ohne Körper ist einer der treffendsten Sätze über die Zweigleisigkeit der heutigen Schulmedizin. Die meisten meiner Kollegen versuchen wie ich, dieses Problem dadurch zu lösen, daß sie sich in erster Linie an den Nöten ihrer Patienten orientieren und sich nicht nur den technischen Faszinationen und den ökonomischen Zwängen ihres Fachs unterwerfen. Andere wiederum finden ihren Weg, damit umzugehen, indem sie einen psychotherapeutischen Zusatztitel erwerben; sie sind sozusagen zweigleisig qualifiziert und arbeiten auch zweigleisig, da sie ihren Arbeitstag aufteilen: einige Stunden Medizin für Körper ohne Seelen, einige Stunden Medizin für Seelen ohne Körper.

Bei all diesen Lösungsversuchen bleibt jedoch immer der unbestimmte Eindruck bestehen, daß eine wichtige Verbindung fehlt. Es sind individuelle Versuche, das Dualismus-Problem zu beseitigen, und sie bleiben additiv, ohne irgendeine Form der Integration zu bewirken. Psychosomatik ist nach wie vor die Notlösung der Schulmedizin für all jene Probleme, die sich bei der Ausübung der Heilkunst aus der scharfen Trennung zwischen Körper und Seele ergeben. Dennoch trägt die Psychosomatik gleichzeitig den Keim für die Utopie der Integrierten Medizin in sich. Zwar bleibt sie zutiefst dualistisch, indem sie ein Teil der Schulmedizin ist, sie strebt aber trotzdem auch nach einer Verbindung zwischen Psyche und Soma, selbst wenn sie sie letztlich nicht finden kann.

Die Integrierte Medizin ist der Ausweg aus dem dualistischen Modell der Schulmedizin. Zum Abschluß aller Überlegungen will ich noch einmal zeigen, wie die Utopie einer Integrierten Medizin aussehen könnte, einer Humanmedizin im eigentlichen Sinn; und da ich dafür ein Beispiel aus der Chirurgie heranziehe, geht es im folgenden um eine ›Integrierte Chirurgie‹.

Wäre die Chirurgie lediglich ein Handwerk, dann wäre auch der Patient nur eine triviale Maschine, die auf eine bestimmte Ursache immer gleich reagiert. Mit diesem Modell wird eine objektive, für alle Lebewesen gleiche Realität unterstellt, und die daraus resultierende Medizin verhält sich nicht anders als ein Uhrmacher: Der Deckel wird aufgeklappt, das kaputte Zahnrad gesucht, gefunden und ersetzt, der Deckel wird wieder zugeklappt. Für die Chirurgie ist dieses Modell fundamental und unverzichtbar, es ist Grundlage enormer chirurgischer Behandlungsfortschritte in den letzten 200 Jahren. Ärztliche Interventionen dieser Art sind immer dann notwendig, wenn ein akutes Krankheitsgeschehen unmittelbares Eingreifen erfordert, um die physiologischen, biochemischen und physikalischen Abläufe aufrechtzuerhalten.

Wenn ein Mensch schwerstverletzt wird, bewußtlos ist und im Notarztwagen beatmet wird, dann schwebt er mit seinen ›trivialen‹ physikalischen, biochemischen und physiologischen Funktionen in Lebensgefahr. Die Aufgabe des Chirurgen ist es auf dieser Ebene nun, lebenswichtige Funktionen medikamentös und maschinell zu steuern und möglicherweise operativ und invasiv einzugreifen. Er handelt nach einem konstanten, nicht lernenden Prinzip, und er weiß ›alles‹ über diesen Patienten, der keinerlei Geheimnisse hat, sondern als offenes System vor ihm liegt – wenn es auch ein hochkompliziertes System voller mechanischer, physikalischer, chemischer und biologischer Kausalitäten ist, die es zu kennen, zu balancieren und zu stabilisieren gilt.

Gegenüber diesem Extremfall auf der einen Seite stelle man sich denselben Patienten vier Wochen später vor. Er ist gerettet worden, aber das ändert nichts an dem gesundheitlichen Zustand, in dem er bereits vor seinem schweren Unfall war: Er ist Diabetiker mit hochgradiger arterieller Verschlußkrankheit eines Beines, offenen Geschwüren, gestörtem Sehvermögen und einer reaktiven Depression. Vom offenen Geschwür geht eine Infektion der Umgebung aus, es droht eine Blutvergiftung. Jetzt ist von seiten des Chirurgen kein entschlossenes, kommunikationsloses Eingreifen gefragt. Jetzt liegt ein Patient im Krankenbett, der eine Vergangenheit und eine Gegenwart sowie viele seine Zukunft betreffende Wünsche und Ängste hat. Der Chirurg weiß zunächst nichts über diesen Menschen, der sich aus seiner Wirklichkeit heraus – als Black Box – mit mehr oder weniger verständlichen Zeichen zu seinen gegenwärtigen existentiellen Problemen äußert, zum Beispiel auch zu der Frage einer bevorstehenden Unterschenkelamputation. Biologie, Chemie und Physik helfen in dieser Situation gar nichts. Nun muß ein ganz anderes Kommunikationskonzept zum Zuge kommen, eines ohne jede objektive Realität, ohne jedes faktische Wissen über das Subjekt Patient. Hier hilft nur eine konstruktivistische Sicht der Dinge: Der Chirurg weiß nichts über diesen Patienten – ganz anders war es noch im Notarztwagen, wo er ›alles‹ wußte –, also muß er auf Zeichen achten, sowohl auf die des Gegenübers als auch auf die eigenen, und er muß mit dem Patienten eine gemeinsame Wirklichkeit aufbauen, eine Passung herstellen zwischen der eigenen und der fremden Wirklichkeit, ohne die es kein therapeutisches Weiterkommen und schon gar keine Heilung geben kann. Verschreibt sich der Chirurg aber jetzt weiterhin dem Konzept der trivialen Maschine, dann wird die Arzt-Patient-Beziehung, unabhängig von technischen Fertigkeiten dieses Arztes, scheitern; und damit ist das Scheitern der ganzen Behandlung vorprogrammiert. Ein solches Scheitern ist der Grund für verschiedene postoperative Komplikationen, von Wundheilungsstörungen über Chronifizierungen und Nachoperationen bis hin zur ›Psychiatrisierung‹ des Patienten aufgrund eines eintretenden psychosozialen Desasters, wenn er zum Beispiel nach einer Transplantation das fremde Organ weiterhin als fremd erlebt und nachhaltig psychisch erkrankt.

Die Kunst des Chirurgen besteht hier also darin, die aktuelle Situation des Patienten zwischen den beschriebenen Polen zu erkennen und sowohl das triviale als auch das nicht-triviale Modell so anzuwenden, wie es der Heilung des Kranken nützt. Er muß zwischen dem trivialen und dem nicht-trivialen Modell wechseln, wandern, frei schweben können. Dazu bedarf es noch anderer Fähigkeiten als der rein handwerklichen, die man genauso erlernen muß wie das eigentliche chirurgische Handwerk.

Deswegen ist es ein Irrweg, der die ganze Medizin in eine Sackgasse führt, wenn man die Psychosomatik als eigenes medizinisches Fach begreift, als Fach für die Spezialisten. Denn damit ist das Besondere am Menschen für den Rest der Schulmedizin verloren: die faszinierende individuelle Konstruktion von Wirklichkeit, die jedes Lebewesen leisten muß, um zu überleben, ganz besonders, wenn es erkrankt ist. Und noch etwas anderes geht dadurch verloren: die Kunst des Heilens, deren Voraussetzung die gelungene Beziehung zwischen Arzt und Patient ist.

In diesem Irrweg wird aber zugleich die Keimzelle einer neuen Medizin erkennbar: All das, was unter der Chiffre Psychosomatik aus der Schulmedizin abgetrennt worden ist, muß wieder in die Schulmedizin zurückkehren, und daraus kann dann die Integrierte Medizin entstehen. Wenn man sie betreiben will, dann ist es hilfreich, sich mit der Philosophie, der Theorie seiner Tätigkeit zu befassen, mit dem Dualismus und dem trivialen Maschinenmodell auf der einen Seite, mit dem Konstruktivismus, der Semiotik, der Systemtheorie und einem nichttrivialen Maschinenmodell auf der anderen Seite. Man muß wieder und wieder neu zu lernen beginnen und sich eine stets kritische und nachdenkliche Haltung gegenüber all den Konstruktionen bewahren, die eine gemeinsame Wirklichkeit zwischen Arzt und Patient, eine Passung, hergestellt haben. »The map is not the territory«, soll John Franklin 1819 gesagt haben, bevor er, ausgestattet mit den besten Land- und Seekarten der britischen Admiralität, die Nordwest-Passage in die Arktis verfehlte und zusammen mit 197 Mann ums Leben kam. Laborwerte, Röntgenbilder, Kernspintomographien, genetische Karten und neurobiologische Forschungen produzieren immer neue Landkarten, aber das Territorium bilden sie nur ab, sie sind es nicht.

Bei der Weiterentwicklung des Menschenbilds der Humanmedizin besteht das Problem also nicht darin, daß es keine Ideen dazu gäbe. Die herrschende Theorie ist die dualistische, mit deren Vorstellung vom Menschen als einer trivialen Maschine sich das Gesundheitswesen von einem Hort der Heilkunst zu einem profitorientierten Industriezweig transformieren läßt. Deswegen hält sich dieses längst überholte Modell, das heute nicht einmal mehr von Naturwissenschaftlern vertreten wird, gegen alle Versuche eines neuen Denkens. Solange sich aber diese notwendige Weiterentwicklung der Schulmedizin nicht durchgesetzt hat, bleibt die Psychosomatik eine unverzichtbare Notlösung – für Ärzte und für Patienten. Sollte es jedoch eines Tages zu einem Paradigmenwechsel in der Medizin kommen, dann wird rasch klar werden, daß man die Psychosomatik, wie sie heute praktiziert wird, nicht mehr braucht; sie wird dann als das erkennbar werden, was sie ist: ein Synonym für Humanmedizin, für die Medizin für Menschen.

Nachdem aber die Ärzte zu Technikern erzogen worden sind, wie können sie nun als Ärzte handeln? Wie findet man zum Konstruktivismus und zur Zeichentheorie, zu der unverzichtbaren Gedankenbasis der Integrierten Medizin? Man muß, wie gesagt, noch einmal mit dem Lernen anfangen und sich mit Dingen beschäftigen, die im Medizinstudium und in der Facharztausbildung schlicht ignoriert werden. Und wenn man dabei an der Fülle des Stoffs und den Herausforderungen der immer wieder neuen Fälle zu verzweifeln droht, kann es manchmal hilfreich sein, durch die Straßen zu spazieren, auf Kleinigkeiten zu achten, sich umzusehen. Man wird dabei Zeichen aller Art im normalen Alltag entdecken und feststellen, wie offensichtlich es ist, daß jeder Mensch sich seine eigene Welt konstruiert, daß man denselben Sachverhalt auf völlig gegensätzliche Art formulieren kann.

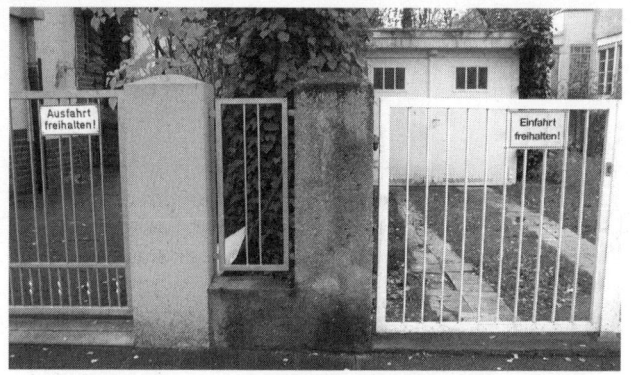

Wer kann sagen, warum der linke Nachbar das eine Zeichen auf einem weißen Schild, der rechte Nachbar aber das andere, das gegenteilige Zeichen auf einem gelben Schild gewählt hat? So lernt man seinen Nachbarn ganz neu – als Black Box – kennen. Beide Schilder sind Narrative, Bündel aus ikonischen, symbolischen und indexikalischen Zeichen, wie sie auch zwischen der Black Box Arzt und der Black Box Patient ausgetauscht werden. Man muß lernen, sie wahrzunehmen, damit die Konstruktion einer gemeinsamen Wirklichkeit gelingen kann.

Für die Humanmedizin ist das die Wiederentdeckung eines jeden Falles in seiner einzigartigen Konstruktion des Lebens. Das ist die unverzichtbare und zugleich die letztlich auch unzerstörbare Basis der Heilkunst.

Anhang

Literatur

Assefi, S. L. und M. Garry: Absolute memory distortions: alcohol placebos influence the misinformation effect. In: Psychological Science 14, 2003, 77-80

Balint, M.: Der Arzt, sein Patient und die Krankheit. London 1957; dt. Klett, Stuttgart 1964, hier zit. nach Fischer-Taschenbuch 1970

Baumgartl, F. u. a. (Hg.): Spezielle Chirurgie für die Praxis. Thieme, Stuttgart 1973

Börner, M. u. a.: Der gefallene Ikaros oder der schwerverletzte jugendliche Motorradfahrer – Die grauenvolle Bilanz einer Unfallklinik. In: Unfallchirurgie 8, 1, 1982

Braun, B., H. Kühn und H. Reiners.: Das Märchen von der Kostenexplosion. Fischer, Frankfurt 1999

Flaake, K. und V. King (Hg.): Weibliche Adoleszenz – Zur Sozialisation junger Frauen. Campus, Frankfurt 1992

von Foerster, H.: Der Anfang von Himmel und Erde hat keinen Namen. Kadmos, Berlin 2002

Hontschik, B.: Theorie und Praxis der Appendektomie – Eine historische, psychosoziale und klinische Studie (2. Aufl.). Mabuse, Frankfurt 1994

King, V.: Der Körper als Austragungsort adoleszenter Konflikte. In: Zeitschrift für Theorie und Praxis der Kinder- und Jugenlichen-Psychoanalyse und der tiefenpsychologisch fundierten Psychotherapie, Heft 119, 3, 2003, 321-342

Klemm, B. und K.: Chronische Osteomyelitis. In: Hontschik, B. und Th. v. Uexküll: Psychosomatik in der Chirurgie – Integrierte Chirurgie, Theorie und Therapie. Schattauer, Stuttgart 1999

Kütemeyer, M. u. a.: Wundheilungsstörung und seelisches Trauma. In: Hontschik, B. (Hg.): Psychosomatisches Kompendium der Chirurgie. Hans Marseille, München 2003

Lown, B.: Die verlorene Kunst des Heilens – Anstiftung zum Umdenken. Schattauer, Stuttgart 2002; als Taschenbuch: Suhrkamp, Frankfurt 2004

Mehnert, H. und H. Förster: Stoffwechselkrankheiten – Biochemie und Klinik. Thieme, Stuttgart 1970

Meyer, B.: Eintrittskarten für die Arztpraxis. In: Die Zeit, 30.9. 2004

Mitscherlich, M. und F. Mielke: Medizin ohne Menschlichkeit – Dokumente des Nürnberger Ärzteprozesses (3. Aufl.). Fischer, Frankfurt 1978

Moseley J. B. u. a.: A controlled trial of arthroscopic surgery for osteoarthritis of the knee. In: New England Journal of Medicine 347, November, 2002, 1717-1719

Nöth, W.: Handbuch der Semiotik. Metzler, Stuttgart 2000

Peabody, F. W.: The Care of the Patient. In: Doctor and Patient. Macmillan, New York 1930 (eigene Übersetzung)

Peirce, C. S.: Phänomen und Logik der Zeichen. Suhrkamp, Frankfurt 1993

Pieper, C.: US-Gesundheitswesen – in einer Liga mit Entwicklungsländern. In: Ärzte Zeitung, 7. 12. 2005

Plassmann, R.: Operations- und Manipulationsimpulse bei frühgestörten Persönlichkeiten. In: Hontschik, B. und Th. v. Uexküll: Psychosomatik in der Chirurgie – Integrierte Chirurgie, Theorie und Therapie. Schattauer, Stuttgart 1999

Rein, H. und M. Schneider: Einführung in die Physiologie des Menschen (15. Aufl.). Springer, Berlin 1964

Schulz, K. H. u. a.: Transplantationschirurgie – Transplantationspsychologie. In: Hontschik, B. und Th. v. Uexküll: Psychosomatik in der Chirurgie – Integrierte Chirurgie, Theorie und Therapie. Schattauer, Stuttgart 1999

Stone G. W. u. a.: A prospective, randomized trial of percutaneous transmyocardial laser revascularisation in patients with nonrecanalizable chronic total occlusions. In: Journal of the American College of Cardiology 39, 2002

Swank D. J. u. a.: Laparoscopic adhesiolysis in patients with chronic abdominal pain: a blinded randomised controlled multicentre trial. Lancet 361, 2003, 1247-1251

Thorwald, J.: Das Jahrhundert der Chirurgen. Steingrüben, Stuttgart 1956

Wolf, S. and H. G. Wolff: Human Gastric Function. Oxford University Press, London 1947

Uexküll, J. v. und G. Kriszat: Streifzüge durch die Umwelten von

Tieren und Menschen – Bedeutungslehre. Fischer, Frankfurt 1970

Uexküll, Th. v.: Gedanken über Geschichten und Zeichen. Erker, St. Gallen 1997

Uexküll, Th. v.: Integrierte Medizin als Gesamtkonzept der Heilkunde: ein bio-psycho-soziales Modell. In: Uexküll, Th. v. u. a. (Hg.): Psychosomatische Medizin – Modelle ärztlichen Denkens und Handelns (6. Aufl.). Urban & Fischer, München 2003

Hinweise

Bei Kapitel 5 (»Mein Blinddarm, mein Motorrad und ich«) handelt es sich um eine überarbeitete Version des Kapitels »Das Ikarus-Syndrom« aus V. King und K. Flaake (Hg.): Männliche Adoleszenz. Campus, Frankfurt 2005

Bei Kapitel 8 handelt es sich um eine überabeitete Version von G. Leininger: »Die Droge Arzt als Analgetikum« mit der Schlußbemerkung von R. Plassmann aus Th. v. Uexküll, W. Geigges und R. Plassmann (Hg.): Integrierte Medizin. Schattauer, Stuttgart 2002. Die dort von R. Plassmann angestellten Überlegungen wurden z. T. auch in Kapitel 4 verwendet.

Die Abbildung *The Doctor* stellt ein Maschinenobjekt des britischen Aktionskünstlers Tim Hunkin von 1987 dar, die in den Southwold Pier Arcades in Suffolk ausgestellt wird ⟨http://tim hunkin.com/38_medical_coin_ops.htm⟩.

Das Plakat *Der Mensch als Industriepalast* erschien 1922 als Wandtafel in der Franckh'schen Verlagsbuchhandlung Stuttgart als Beilage zu dem fünfbändigen Werk *Das Leben des Menschen* von Fritz Kahn. Seit 1990 wird es als Leitmotiv der Medizinhistorischen Sammlung der Ruhr-Universität Bochum verwendet und ist als Poster beim Klartext Verlag, Essen erhältlich.

Bei der Abbildung *Einfahrt-Ausfahrt* handelt es sich um ein Straßenfoto aus Frankfurt am Main, fotografiert vom Autor im Jahr 2002.

Auskünfte über die Thure von Nexküll-Akademie für Integrierte Medizin erhält man beim Sekretariat, Kontaktadresse: Dr. med. Dipl.-Psych. Wulf Bertram, Hölderlinstr. 3, 70174 Stuttgart, Tel. 0711/2298718, Fax: 0711/2298750, E-Mail: info@int-med.de, Homepage: ⟨www.int-med.de⟩.